ぜんぶ毛包《もうほう》のせい。

目次

プロローグ

0-1 コンプレックスだらけだった私の過去 012
・若かりし頃、髪の毛に悩み続けていた
・コンプレックスを前向きのエネルギーにしないと損

0-2 毛包を攻略すれば、男の悩みの9割はなくなる! 018
・男性が抱える外見の悩み、種類と割合
・毛包は一生をともにする相棒

第1章 なぜ外見にコンプレックスを感じてしまうのか

1-1 見た目で人を判断するのは原始の名残!? 028
・見た目から受ける印象は、大昔の〝記憶〟が引き起こす「誤作動」の結果であることも

1-2 人を見て自分を知れ！ 032
・外見から、人となりを推測されるのは、避けようがない
1-3 高すぎる理想は自分を追いつめるだけ 035
・自己否定を増幅させて〝怪しいところ〟にたどり着かないように
1-4 コンプレックスで貴重な時間をつぶすな 039
・「劣等性を認識すること」と「劣等感コンプレックス」は異なる
1-コラム 国際化がもたらす影響 042

第2章 男の人生を左右する毛包とは何か

2-1 年齢によって変化する男の悩み 046
・薄毛とニオイには、年齢に関わらず翻弄される傾向に
2-2 そもそも「毛包」って何ものだ？ 050
・〝生涯の友〟は、毛を生やしたり、汗を出したり、ニオイを発したり……

2-3 なんと毛包には構造的な弱点があった！ 055
・ニキビやお尻のおできは、渋滞や圧迫によって引き起こされる

2-4 男は毛包に握られている 058
・一つの小さなトラブルでも、放置すればイヤな感覚が毎日続く

第3章 薄毛の恐怖は20代から

3-1 薄毛仲間はいっぱいいる 064
・頭に軟膏をなでつける古代ローマ人。ベルサイユ宮殿には、40ものカツラ業者

3-2 あなたの薄毛はどのタイプ？ 067
・自己判断はキケン。AGAだけじゃない、薄毛・脱毛症の種類はこんなにある

3-3 AGAは男性ホルモンが関わっている 072
・薄毛は、男性ホルモンの強弱ではなく、酵素と感受性の問題

3-4 こうやって毛は去っていく…… 076
・1本の毛が生えてから抜けるまでのサイクルは3〜6年

3-5 AGAにはパターンがある 079
・自分の薄毛は、どのレベルか。「ハミルトン・ノーウッド分類」で確認

3-6 なぜ怪しい治療が蔓延しているのか 084
・薄毛治療の効果はわかりにくい。「現状を維持していますね」と言われたら疑っていい

3-7 治療効果の科学的な真実とは？ 086
・「ランダム化比較試験　二重盲検法」を経て、効果が実証されたものを

3-8 エビデンスだけで薄毛は救えない 090
・生えた！と実感できるのは、何本？患者の実感と科学的データのズレ

3-9 「ワカメを食べると毛が生える」ってホント？ 093
・世の中に蔓延するウワサ「これをやれば毛が生える」の真偽は？

3-10 AGAのための付け薬・飲み薬 099
・薬のチョイスは、薄毛改善のメカニズムを知った上で

3-11 AGAは『守りの治療』と『攻めの治療』で 103
・「守り」だけでは、なかなか増えない。「攻め」だけだと、生えたとしても徐々に抜けていく可能性が

第4章

ヒゲや体毛はカスタムしよう

4-1 ヒゲで悩んでいる人は意外に多い 110
・国や時代、業界によってトレンドがある。衛生面にも配慮を

4-2 ヒゲが濃いのは1本ずつが「剛毛」だから 113
・生まれたときから毛包の数は変わらない。基本的には赤ちゃんも女性も男性も毛の本数は同じ

4-3 早い人はもう始めている「ヒゲ脱毛」 115
・毎日剃るのが面倒、肌が荒れてしまうなどの理由で脱毛希望者急増

4-4 体毛が濃いほうがモテる？ モテない？ 118
・今は清潔感が求められる時代。体毛の存在をどう考えるか

4-5 男性も脱毛するのが当たり前になる!? 121
・男性もそのうち「介護脱毛」する人が増えるかも

第5章

ニキビは病気の一つ、ニキビ痕を作らないためには早期治療を

5-1 かつては青春のシンボル。今は？ 128
・今は「治療するもの」という認識。2008年から治療薬が保険適用に

5-2 ニキビができる原因はズバリ2つ！ 130
・ニキビにとって最高の状態は、皮脂の分泌が多く高温多湿

5-3 白？ 黒？ 赤？ 黄？ 133
・ニキビには種類がある。思春期ニキビと大人ニキビもまた違う

5-4 「男ニキビ」に見られる傾向 138
・90％の人が一生に一度は経験する

5-5 ヒゲソリとニキビの怪しい関係 141
・ニキビ悪化防止のためにやってはいけないこと

5-6 食事はニキビに影響する？ しない？ 147
・「集団」としての科学的データは示せないが、「個人」としての傾向はある

5-7 保険診療で90％のニキビは良くなる 150
・悪化させてはいけない。今は多種多様な治療法がある

5-8 大人になっても悩みは続く「ニキビ痕」 157
・中高年になってクリニックの門を叩く人も

5-9 ニキビを甘く見てはいけなかった！ 159
・将来、痕になりやすいケースとは？

5-10 自然に消える痕 vs 手ゴワイ痕 162
・このニキビ痕はどのタイプ？ 早めに状態を見極める

5-11 ニキビ痕も治療できる時代に 166
・デコボコや凹みも、諦めなくていい。研究は格段に進んでいる

第6章 汗・ニオイは、ほどほどがいい？

6-1 日本人に多汗症が多いのはなぜ？ 176
・気にしなければ多汗症ではない？ ただし、要治療の重度の場合も

6-2 手のひら、足の裏によく汗をかく理由 178
・毛包はないけど、汗腺はたくさんある

6-3 暑くても、ヒヤリでも、辛くても、汗!! 181
・発汗スタイルは3つ。汗には大切な役割がある

6-4 あなたの汗はサラリ？ ベタベタ？ 185
・いい汗、悪い汗のメカニズムを知る。ミネラルの再吸収がカギ

6-5 汗が多すぎても、少なすぎても注意 189
・多汗症、無汗症の心配があるなら、一度病院へ

6-6 制汗剤からボトックス注射まで 194
・多汗で困ったときの対策。我慢するより治療をしたほうが日常生活がスムーズになることも

6-7 体が発するニオイのあれこれ 199
・なぜ大量に酒を飲んだ翌朝は、体がクサイのか

6-8 「汗クサイ」は間違っている!? 203
・無臭なはずの汗が臭うワケ

6-9 体臭は誰かを惹きつけるフェロモン!? 205
・ヒトはかつて、互いのニオイを嗅ぎ回ってパートナーをさがしていた？

6-10 ワキガは程度問題。気になる人は皮膚科へ 210
・医師に相談すれば気持ちがラクに。治療するか否かはその後でいい

6-コラム 文化的な違いもある「ニオイ問題」 214

エピローグ

7-1 毛包、異性、男性ホルモンの三角関係 216
・男性ホルモンは、悩みも連れてくるけど、人生を謳歌するためのいいことをたくさんもたらしてくれる

7-2 ランダム化比較試験を知れば、医者と同じ視点がもてる 219
・怪しい治療に大切なお金と時間を費やさない。歯が痛くなったら歯科に行くように、薄毛やニキビが気になったら皮膚科へ

参考文献 222

著者プロフィール 223

0-1 コンプレックスだらけだった私の過去

若かりし頃、髪の毛に悩み続けていた

大きめの手鏡を頭にかざし、もう一つの鏡に映る頭頂部を上目遣いでそーっと覗く。そして、決まって毎回、大きなため息をつく。

「やっぱり薄い……」

思えば、私の「外見コンプレックス」が始まったのは、小学校の高学年あたり。両親が厳しかったからか、さほど裕福ではなかったからか、服をあまり買ってもらえず、しょっちゅう同じ服を着ていたのです。それが子供ながらに「イヤだなぁ」と思っていたわけです。

中学生になると、劣等の意識が向かったのは自分自身。長い長い「髪の毛コンプレックス」時代の幕開けです。

私の髪質は、かなり手ゴワイ「クセ毛」。これはもう、思春期の男子にとっては、コンプレックスを

抱かせるのに十分すぎるくらいの大問題！　だって、そうじゃありませんか？　クラスメートの男子たちはまっすぐのサラリ髪なんですよ。

「どうしてオレの髪はこんなにクリクリしてるんだ！」

「どうしてストレートヘアじゃないんだ！」

「どうしてサラサラしないんだ！」

そのことが気になって、気になってしかたがなかったのです。あるときは、なけなしのこづかいで〝まっすぐになる〟と書かれたシャンプーやトリートメントを買ってきて、せっせと洗い続けたり、トリートメントを毎晩のように試してみたり。またあるときは、どこかから「それは髪の毛の水分が足りないからだ」とのニセ情報を得て、洗い流すべきトリートメントを髪に塗りまくり、洗い流さないまま一晩過ごしたことも。もちろん、そんなことで髪が直毛になるわけはなく、ただただ髪も枕もベタベタ……。まったくもって、悲惨な事態が起こっただけでした。

そんなこんなで髪と格闘しているうちに、高校生になったくらいから、今度は自分が「薄毛」ではないかと気になり始めたのです。そして、冒頭にあるように、2つの鏡を駆使して頭頂部とにらめっこする日々がスタートしました。

鏡を覗いては「薄いな」と落胆。

抜け毛を見つけては「このままハゲていくに違いない」と失望する。

それが私の日常になったのです。

ただ、そうやって苦悩していたある日、「日本人の高校生で薄毛になる人はほとんどいない」と聞きつけた。

「やったー！　オレは薄毛じゃない！」

そのとき、正しい情報を得ることは大切だと実感した次第です。

それに、今から考えると、一生懸命に覗き込んでいたのは、おそらく「つむじ」だったんだろうと思うんですよね。おかしな話ですが。つむじ部分の髪が、他よりも少なく見えただけだろうと。ホント、つむじって、紛らわしい存在です。

とはいえ、それで「髪の毛コンプレックス」が終わったわけではありません。大学で医学を学んだあと、研修医として張り切っていた頃のこと。不意に先輩が背後でつぶやいたのです。

「お前、ちょっとハゲてるぞ」

「!!!」

慌てましたね。で、すぐに得意の合わせ鏡で頭頂部を覗いたら……。

ハゲてる!

もちろん、すぐさま治療を開始。薬を買ったり処方してもらって、付けたり、飲んだり。気になる頭頂部を見ないではいられず、いつでもどこでも「マイ鏡」を持参。一人の患者さんの診療が終わるたびに、マイ鏡で欠かさずチェック。その数、1日10回、いや20回!? 看護師さんたちには「ナルシストではないか」と思われていたらしいんですよね。いやぁ、そう思われるのも当然です。

もっというと、その頃、マイ鏡だけではなく「マイドライヤー」も持ち歩いていまして、さらには、それらを入れるために大きなボストンバッグを使っていました。だから、まわりの人は「どうしていつもボストンバッグなんだろう?」とか「なんでいつも鏡とドライヤーを持ち歩いているんだ?」と不思議に思っていたのだそう。それが20代半ばから30代前半くらいのことです。

ただ、今、その頃の自分自身を振り返っていえるのは……。

他人の注目を必要以上に集めたり、滑稽《こっけい》に思わせていたのは、私の髪の毛ではなく、むしろ、気にしすぎていた私の姿だった!

そう思えてなりません。

コンプレックスを前向きのエネルギーに

中学・高校生の頃、髪に異常なまでのコンプレックスを抱いていた私は、「だからカッコ悪いんだ」「だからモテないんだ」と決めつけていました。「髪のせい」で何もかもうまくいかない、と。それが影響していたのかどうか、私は自分の殻に閉じこもるほうだったんです。高校生から予備校生の頃は完全に内向的だったといっていいくらいに。

成績も下降の一途で、親にも「勉強しないとダメになるぞ」と言われていました。最後には自分でも「これじゃあダメになる」と思うまでになったのです。その頃、ちょうど宇多田ヒカルさんが15歳でデビューして一世を風靡したんですよね。私にとっても強い衝撃でした。「この年齢で、この才能かよ!」と。で、調べてみたら、宇多田さんは小さい頃から恐ろしく歌が上手かったというじゃないですか。それを知って「こりゃ、マネできない」と悟りました。

じゃあ、ギタリストはどうだろう? バンドマンはモテる男の典型ですからね。でも、私はそもそもロックとかポップとかって、よく分からなかったんです、残念ながら。野球は好きでしたが、目立つほどじゃない。演技もできない。絵のセンスもない。料理もできない。小説だって書けない。「おいおい、なんの才能もないじゃないか!」

じゃぁ、人柄で勝負だ！　と思ったものの、オモシロイ話をしてみんなを笑わせるようなタイプでもなければ、明るくて誰からも好かれる人気者タイプでもないし、黙っててもまわりからチヤホヤされるタイプでもない。

「オレには何にもないじゃないかー」

打ちひしがれましたね。もう学校からも遠のいてしまい、やることといえば、ただただ街中をうろつくだけ。まさに、ドン底。

そのときに、なんとか絞り出したのが、「勉強ならなんとかなるんじゃないか」ということ。時間だけは誰にでも平等にある。だったら、すべての時間をつぎ込むんだ、と。「もう他にできることはない」と腹をくくったんです。それで、とにかく勉強に没頭しました。

実は勉強の頑張り方もよく分からなくて、ここでも葛藤があったのですが、結果的には、コンプレックスが良い方向に働いたのかなと思います。コンプレックスが私の意志を支え、大きな前向きのエネルギーを生んだのではないか、と。

自分の過去を振り返ると、「あのときに悩み苦しんだからこそ、今の自分がある」と言えるような気がします。

コンプレックスを認めて受け入れると、道が開ける!

この先もまた薄毛に悩むときがくるかもしれないし、別のコンプレックスが湧き出てくるかもしれません。今だって完璧だと思ってはいません。でも、自分自身を認めて受け入れることは、人生を前向きに歩ませてくれる大きな原動力になる。それは間違いないと考えています。

0-2

毛包を攻略すれば、男の悩みの9割はなくなる!

収入、仕事、顔、髪、体型、会話、恋愛、学歴……。

男性はいろいろなことに対してコンプレックスを抱えているものですよね。ここに挙げた例は、男女を問わないものですが、この本では男性がメインの読者と考えて話を進めたいと思います。

あらためてコンプレックスの種類を見てみると、ときには複数が絡み合っていることもありそう。たとえば……。

「イケメンじゃないし、収入もイマイチ。これじゃあ、恋愛もダメだし、その先の結婚はもっとムズカシイかも」

「話をするのが苦手で、仕事もうまくいかないし、同僚とも仲良くなれない。職場での存在感もうすい……」

「外見にもトークにも自信がなくて、営業は向いていないかも。この先、昇進・昇給を望めるのかなぁ」

一筋縄ではいきません……。

このような複雑な状況すべてを一発で解決するのは、なかなかどうして、ムズカシイもの。が、何かを少し変えることで、他のコンプレックスも良い方向へ向かわせることはできるかも、と思うのです。

そこで皮膚科医・美容皮膚科医である私が提案するのは、外見コンプレックスの解消！

私がみなさんの恋愛を成就させたり、トークを上達させたりするのはムリ、です。が、コンプレックスに感じている外見は、かなり解決できます！　この業界にいる私自身が思うのですが、医療技術の進歩は驚くばかり。5年前、10年前とは比べものにならないほど、研究や開発は進んでいます。だから、これまであきらめていた悩みにだって対応できる！　これ、ホントです。

では、外見コンプレックスが解消した場合を、妄想でシミュレーションしてみましょう！

外見に自信がもてるようになる

⬇

職場でもプライベートでも人付き合いが楽しくなる

⬇

仕事がうまくいって……

⬇

収入アップ！

⬇

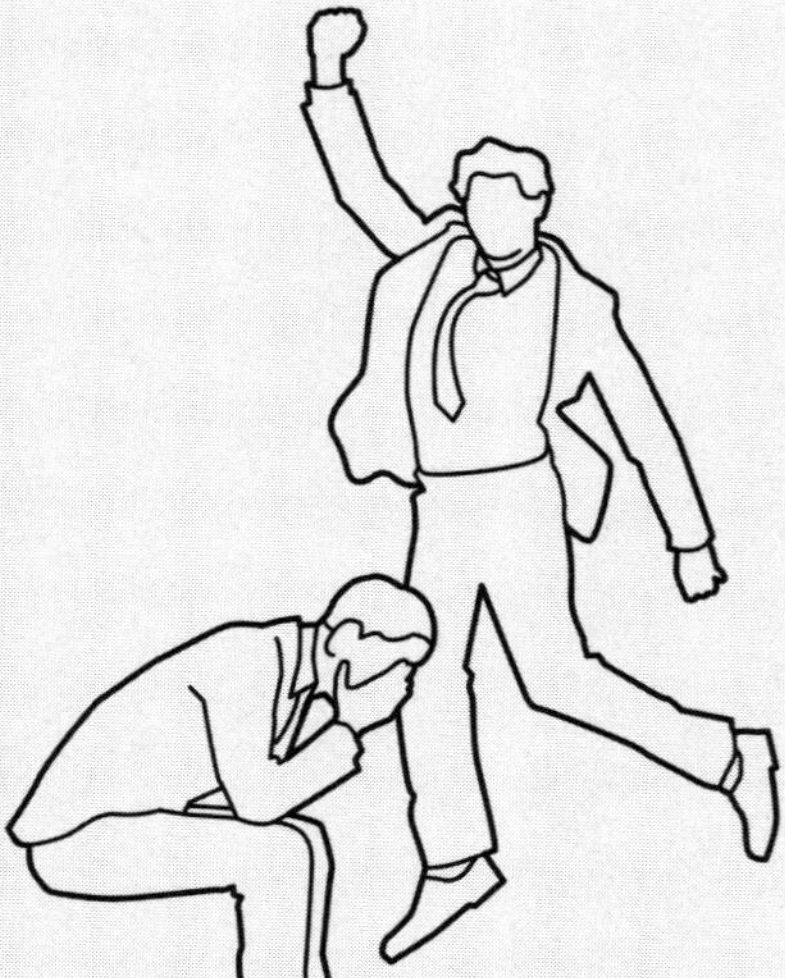

友だちが増える

⬇

恋人もできて……

⬇

結婚する！

⬇

仕事もプライベートも大充実!!

妄想がやや走っていますが、十分にあり得ることです。なぜなら……。
外見というのは、好きでも嫌いでも24時間、自分にくっついているもの。取り除けないし、無視できないし、ひと目にもさらされていて、こればっかりは、どうしようもできません。外見コンプレックスとは、自分に「マイナス」がくっついているといっていいでしょう。
でも、外見コンプレックスが解消すれば、今度は、自分に「プラス」がくっつくことになる！　そうしたら、全方位に立ち向かえるようになって、他の悩みも解決できる！　というわけ。
そう、少し楽天的すぎるくらいでいいんです。前向きに考えることだって必要ですから。

そして、「外見の悩みは早いところ対処すべし！」

では、男性が抱える「外見の悩み」といったら何があるでしょうか？

- ▼薄毛
- ▼ヒゲ
- ▼体毛
- ▼ニキビ
- ▼ニキビ痕
- ▼汗
- ▼ニオイ
- ▼シミ・たるみなど

私の診療経験からいうと、各悩みの割合は〈図1〉

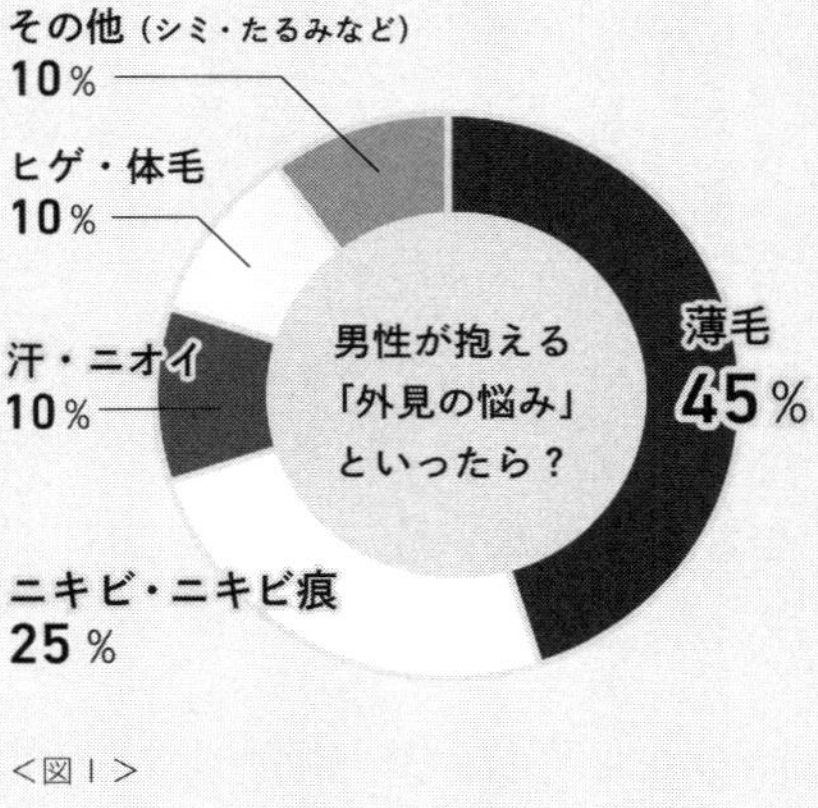

＜図1＞

のようになります。実は、これらの悩みのほとんどには共通点があります。「毛包」です。

毛包とは、皮膚の付属器官で、毛根を包んでいる組織のこと。汗腺の一つ「アポクリン汗腺」と皮脂腺がつながっていて、皮膚の表面へは毛穴という形でつながり、男性ホルモンの影響も受けます。

この毛包が前述の男性の悩みにどう関係しているかというと……。

▼「髪」「ヒゲ」「体毛」は毛包でつくられる
▼「ニキビ」は毛包内の皮脂腺や男性ホルモンの関与があって炎症を起こす
▼「ニキビ痕」はニキビから発生する
▼「汗」「ニオイ」は毛包の汗腺が影響している
（汗・ニオイは、毛包から独立したもう一つの汗腺「エクリン汗腺」も影響しています）

つまり、男性の外見の悩みの9割は毛包が関わっている！ ということとは、ちょっと思いきって大げさに言っちゃうと、毛包を攻略すれば、男の悩みの9割はなくなる！

ただし、「毛包を攻略する」といっても、毛包は「やっつけるべき憎い敵」ではありません！ ここが重要なところです。間違っちゃいけません。決して、憎くはないんです。毛包は全身にくまなく散らばっていて、私たちとともに生きています。だから、毛包は「一生をともにする大事な相棒」なのです。

だって、私たちにとって、すっごく大切な「髪」「ヒゲ」「体毛」をつくってくれているのが毛包です。生きていく上で大切な「汗」を出してもくれます。「ニキビ」や「ニキビ痕」は、そんな毛包が苦しんでいる叫びかもしれません。

私たちは、毛包を大切に思うこと、もっというと、毛包を愛することが必要です。だから、毛包について正しく理解し、問題を引き起こしている原因を知って、適切に解決する。それこそが、毛包を攻略するという意味です。

私が医師を目指したのは、それぞれの患者さんがポジティブに人生を歩んでいけるよう、力になりたいと思ったから。そんな私が中学生の頃から悩まされてきた「髪の毛」は、毛包がつくり出したものでした。私が診察科目を選択する際に皮膚科を選んだのも、毛包と向き合う仕事だから、というのが大きな理由の一つです。

だから、私は「毛包愛」をもって、みなさんに毛包の大切さを伝える使命がある！　一人でも多くの人が、毛包とより良い関係を築いていけるように。

この本では、毛包を攻略するためのヒントとなる様々なことを、皮膚科医・美容皮膚科医の立場からお話ししています。進化論的な話もあれば、医療技術の進歩と課題にも触れていますし、巷に蔓延する怪しい治療や昔からあるウワサなどもその真偽を明らかにしてみました。専門分野についての具体的な治療法も紹介しています。

コンプレックスで苦しんでいる人、毛包に関わる悩みを抱えている人には、この本が前向きに歩み出すきっかけになれば幸いですし、医師としてそのお手伝いができるとすれば、これ以上嬉しいことはありません。

花房火月

第1章

なぜ外見にコンプレックスを感じてしまうのか

1-1

見た目で人を判断するのは原始の名残!?

もし目の前にいる人が、眉間にシワを寄せていたら、どう思いますか？
「うわっ、怒っているぞ」と思うかも。
もしその人が、目尻を下げて、口角を上げていたら？
「楽しそう」「嬉しそう」といった感情を読み取るかも。

人は見た目で相手の印象を決めてしまいがちです。それが当たっていることもあれば、まったく違う場合もあります。ただ、一般に、外見は最初に知る相手の重要な情報なので、そこから感情を推測してしまうものなんです。

この術は、どうやら人にそなわっている特質のよう。というのも、原始の頃から共同体をつくっていく進化の過程で、お互いの意思疎通をはかるために、顔の表情で感情を表したり、それを見て相手の感情を推測するようになっていったから。他の動物は、せいぜい威嚇するために表情をつくるくらいなんですよね。それと比べると、人は高度なコミュニケーションツールとして表情を使いこなすようになって、そのために表情筋が発達してきたともいわれているんです。ただ、この能力が拡大しすぎたことで、現代では誤解を生むことも。顔の表情から人格や性格は読めないはずなのに、なぜか人格や性格までも推測してしまうようになったのです。

冒頭の「眉間にシワを寄せていた人」の例をもう一度見てみましょう。

このとき、「この人は怒っているぞ」というだけなら、感情を読み取ろうとしているってことですよね。でも、さらに憶測が進んで「怖い人に違いない」とか「気難しい人のようだ」など、人格・性格までを読み取ったとしたら……それはあなたのカン違いかもしれないのです。

なぜなら、眉間のシワは、「加齢によってできたもの」や「眉間にシワを寄せるクセ」なだけであって、実体は「温和な人」という可能性もあります。それなのに、「怖い人」「気難しい人」と決めつけるのは誤った認識かもしれないのです。もっというなら、「怒っている」っていうのも誤解かも！　つまり、外見（表情）から読み取ることは、誤作動がけっこうあるっていうことなんです。

また、人は顔全体を認識する前に、無意識のレベルで、肌などのコンディションを見るとされます。これも原始の頃の名残として説明できまして……。昔は重大な病気といえば感染症だったので、発疹などの症状が出ていないかなどを確認するために肌状態を見る必要がありました。重篤な病気

質問です。
ここにある男性の顔（姿）
から、それぞれどんな人
だと想像しますか？
性格、年齢、職業、趣味な
ど、いろいろなことを推測
してみてください。

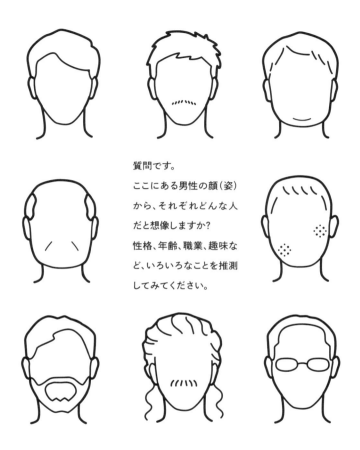

この質問に正しい答えはありません。みなさん自身で、それぞれの外見
から何をどのように読み取っているかを感じてもらえればと思います。

にかかっている人と接すると、自分の命が危ないですからね。つまり、それは人が生存するための本能だったのです。

白癬《はくせん》菌が原因の頭部白癬など、感染症によっては脱毛の症状を引き起こすものもあります。だから、ここでも原始的な本能として「薄毛を見ると感染症を想像してしまう」、したがって「薄毛は好ましくない」と感じる可能性もあるんだ、と。

逆に肌のハリ・ツヤが良く、髪の毛もフサフサであれば、健康そうだ、元気がありそうだと、本能的に認識する。もちろん、これは大昔の話で現代社会ではまったくの憶測。ところが、いまだに誤作動で、無意識に相手の肌や髪の状態をキャッチしてしまって、良い印象や悪い印象を受けてしまう場合があるわけなんです。

原始的な本能の名残は、相手の年齢を推測させることにもつながっています。

生年月日の認識がなかった頃は、外見の印象から「この人はまだ働けるだろう」とか、「まだ子供を生めるだろう」など、年齢的なことを推し測っていた。これも当時は、生きていく上で必要なことだったのでしょう。

いうまでもなく、これらは間違った認識で、現代にあってはほとんど誤作動といっていいもの。ときには相手に対して失礼なこともあるので、かえって注意が必要なくらいです。

外見から発信する情報は膨大なもの。そこから何かを読み取る術は本能に組み込まれた特質ですが、現代にあっては誤作動が多いということを頭の片隅に入れておくべきかもしれませんね。

1-2 人を見て自分を知れ！

取引先との打合せなどで、隅っこのほうに座っていた人なのに、妙に記憶に残っている人、っていたりしませんか？

たとえば、一人だけやけにカジュアルな服装だったとか、他の人と比べて高齢に見えたとか、モデルのように長身でイケメンだったとか、やたら汗をかいていたとか。

パッと見の第一印象が人に与える影響は、良くも悪くも大きいもの。それが、その人の本質に関わらず、表情や姿勢、体格、身なりなどの様々な要素で判断されてしまうんです。ときには、語った内容より大きいインパクトを残すことも……。

では、あなたが就職の面接官だったとしましょう。就職希望者に短時間、顔を合わせるだけで、その人を評価しなくてはいけません。もちろん、話す内容やコミュニケーション能力などの正当な項目で評価し、外見で決めることはないでしょう。

そうはいっても、外見の情報はどうしても目に入ってきちゃう。髪の毛がきちんと整えられているか、だらしない服装ではないか、清潔感があるか、健康そうな顔色か、など。それが「無意識レベルで」何らかの影響を及ぼす可能性がないとはいえません。優劣をつけられない複数の最終候補者から一人を選ばなくてはいけないときなど、究極の選択を迫られた場合は、なおさらです。

そういうことを知っていると、「じゃぁ、自分はどう見られているんだろう?」と、自分に置き換えて考えることができます。自分を客観視してみる、ということですね。

なぜか人は「自分は違うはず」「自分だけはいいんじゃないか」と思ってしまう傾向にあります。

もし電車で目の前に座っている人が、スーツはヨレヨレ、ネクタイは汚れていて、髪がボサボサで、だらしなくグッタリ寝ていたら、「ひどいなぁ。こんなふうにはなりたくないなぁ」と思うかもしれませんよね。でも、あなたも過労で寝不足でエネルギーが切れてしまっていたら、同じような姿を電車内でさらしているかも。

これが良いか悪いかではありません。それだけ疲れていたら、他人の目なんか気にする余裕はないし、たとえ見られていたって「かまうもんか！　こっちは疲れてるんだ！」という気持ちにもなるでしょう。ただ、人に対しては冷静に見ているのに、自分が当事者になると違う見方をしてしまいがち……なんです。あるいは、「ウチの子に限って」という言葉を耳にしたことがあるでしょう。これは「自分」ではなく「身内」ではあるけど、同じように、他人のことは冷静に見えているのに、身内のことだと客観的に見られない、という例だといえます。

あなたが他の人の外見から様々なことを推測しているのと同じように、他人もあなたの外見から何かを読み取っています。語らないインパクトを侮ってはいけません。

1-3

高すぎる理想は自分を追いつめるだけ

「あの人の名前、何だっけ？」

テレビに出ている人を見て名前を思い出せないとき、どうしても気になっちゃうことってありませんか？　思い出したところで何の役にも立たないし、どうでもいいことだったりするのに、なぜか気になっちゃう。

あるいは、メールやメッセージに返事がなかったりすると、「どうして返事がないんだ？」と気になって、何度もスマホをチェックする、なんていう経験もあるのでは？

人って、多かれ少なかれ「気になりだすと、気になってしかたない」という性質があるみたい。ただ、それがいきすぎると、自分を苦しめることにもなりかねません。

外見に関していえば、「外見をおろそかにすべきではない」と考えますが、そうはいっても「気にしすぎ」は要注意。ここがひじょうに難しいところで、「気にしなさすぎの人」もいれば、「気にしすぎの人」もいる。「気にしなさすぎの人」は、もう少し外見に気を配ったほうがいいし、「気にしすぎの人」は、そんなに思いつめなくていい、と思うのです。

気にしすぎる人の中には、本当はまったく醜くないのに「自分は醜い」と思い込んでしまっていたり、容姿に関するコンプレックスがエスカレートして、その感情を抑えられないケースがあります。それが病的な水準にある場合は「身体醜形障害」と言い、美容医療の適用外になります。実はカッコいい人も多くて、なんとも不思議なんですけどね。

そこまでいかなくても、「気にしすぎ」が強いケースはよく見かけます。自己否定や厳しい自己評価は、人間のみにそなわった特別な才能です。成長には欠かせないことだと思いますが、それが厳しすぎたり執拗すぎたりすると、自分を苦しめることに。外見について高すぎる理想を掲げるのはキケンなのです。

たとえば、小さいニキビ痕などが気になってクリニックに来院される人がいます。そこで、「手術である程度、目立たなくなりますが、それでも痕は残りますよ」と話した上で手術をしたとしても、結果に満足できず、「先生、ここまだ目立っていませんか」となるケースがあります。どんなに痕が小さくなっても、どうしてもその部分に意識がフォーカスされてしまっているんですね。

どれくらいであれば気にならないのか、というのはその人の捉え方なので、他人には分からないのですが、他人の立場から思いきっていえば、「男の1ミリの傷を気にするやつはいない！」と言うことです。どこのクリニックで処置をしてもらっても納得できず、あっちこっちのクリニックを渡り歩いている人は、最後に、怪しいところにたどり着かないでほしい、と願うばかりです。

このようにコンプレックスを抱えてクリニックをさまよう人がいる背景には、美容医療の功罪もあるんじゃないかと思います。今ほど美容医療が発達していなかった時代は、顔に何らかのコンプレックスがあったとしても、それを受け入れて前に進むしかありませんでした。

でも、現代は美容医療という受け皿があります。特に、美容医療を初めて受けると結果が目に見えて現れるので、「美容医療はこんなにスゴイのか！」と評価しすぎることもあります。そして、「完璧にしてもらえるはず」と過度な期待をかけてしまう。それに加えて、インターネット上には真偽の分からない情報が氾濫していて、ニキビ痕や傷痕が完全に治るんじゃないかという想いにとらわれやすいこともあります。ときには、アルバイトをしては、稼いだお金をすべて美容医療につぎ込む、というパターンを繰り返す人もいるほど。目標を見失っていて、際限のない泥沼にはまってしまっているのです。

「美」というのはポジティブな価値観ですが、「絶対的な美」を追い求めすぎて、それが美容医療と結びついた場合はやや注意が必要です。俳優やモデルの顔になりたいとか、過去の自分に戻りたいなど、「不可能」なことを求めるのもキケン領域でしょう。

外見の与える印象は大きいものですが、それは必ずしも「目が大きい」とか「鼻が高い」といった目鼻立ちを指しているわけではありません（美容皮膚科医の立場からいえば、先天性の目鼻立ちについては、十分に克服できるという感覚をもっていますが）。そうではなくて、外見といえども、人間性のような部分が大きいと思うのです。たとえば、ビジネスで成功している人は、独特のオーラや美意識があって、それが外見ににじみ出ていたりしませんか？

外見を気にするとき、同時にそういう内面の豊かさにも目を向けていくのが健全なのではないかと思う次第です。

1-4 コンプレックスで貴重な時間をつぶすな

「コンプレックス」という言葉は、心理学の専門用語。スイスの精神科医ユングが提唱したもので、もともとの原語の意味は「感情によって色づけられた複合体（gefühlsbetonter Komplex）」。それを略してコンプレックスと呼ぶようになったといいます。一般的な会話の中では、「コンプレックス」というと「劣等感」とほぼ同じ意味で用いる場合が多いでしょう。ユングの理論とは少し離れるかもしれませんが、この本では、日常的に使われる「コンプレックス」という意味合いで扱っています。

ここでちょっと「劣等」について深掘りを。ユング分析心理学に精通した臨床心理学者・河合隼雄氏は、「劣等性を認識すること」と「劣等感コンプレックス」は異なると説いています。どういうことか、次の例で見てみましょう。

〝Aさんが友だちと一緒にプールへ行きました。Aさんは泳げないのですが、スイスイ泳ぐ友だちに声援を送ったり、水に足をつけてリラックスしたりと、楽しく過ごしました〟

この場合、Aさんは、「水泳」については「劣等」で、それを認めているけど「劣等感コンプレックス」はもっていない。ただし、Aさんが泳げないことでクヨクヨしたり悩んでいたとすれば、「劣等」を認めていなくて、「劣等感コンプレックス」をもっている、というのです。

そして、もし「泳げない」コンプレックスをもっていたとしたら、「①泳げるようになる」、「②泳げないことを認める」のどちらかによってコンプレックスを解消できるのだ、と。つまり、劣等を認識するということは、コンプレックスを克服した姿だ、というのですね。

なかなか興味深い話です。

コンプレックスは誰もがもっているものです。ただ、その内容や程度、捉え方などは人によって異なるでしょう。薄毛やニキビ、アトピー性皮膚炎などの程度が深刻で、「人前に出たくない」「就職活動をする気になれない」「外出したくない」など、内向きになっている人も多くいます。ときには、悩むストレスが症状を悪化させることも少なくありません。そうなると、さらに内向的になって、生活に支障をきたすことさえあります。

逆に、生活習慣や環境などが変わると、劇的に良くなることもあります。これまで私が聞いた範囲内でも、「イギリスに留学したらニキビが治りました」「社会人になったらアトピー性皮膚炎が軽くなりました」というケースがありました。コンプレックスは心的なものですが、身体的な症状にも影響を与えることがあるんです。

すでにお話しした通り、私は以前「薄毛コンプレックス」を抱えていました。常にマイ鏡を持ち歩いて、しょっちゅう頭頂部を覗き込んでいたのです。果たして、そんな男がモテるでしょうか？　今にして思えば、あのとき客観的に自分を見るべきでした……。

そんな小さなコンプレックスで悩んでいる人は、まわりの人に「ちっちゃい人だな」という印象を与えかねません。若かりし頃の私のように。些細なコンプレックスが恋愛や人生にネガティブな影響を及ぼすものなのです。

もし思い悩んでいる原因が、薄毛やニキビ、ニキビ痕などのように皮膚科・美容皮膚科で何とかできるようなものであれば、適切な治療はコンプレックス解消の有効な手段になるでしょう。

そうやって深刻なコンプレックスはプロの手を借りるなどしてある程度解消し、あとは、コンプレックスを認めて、あまり気にしないことも大切です。だって、コンプレックスに振り回されて人生の貴重な時間をムダにするのは、あまりにもったいない！　そう思いませんか？

column

国際化がもたらす影響

「K-Pop アーティスト」や「韓流スター」は日本でも大人気！　いや、それどころか、今や世界的に人気を博しているといっても過言ではないかもしれません。

そんな韓国のミュージシャンや俳優、タレントは、女性も男性も「肌がきれい」という評判です。実際に会ったことはありませんが、映像などを通して見る限り、私も同意見。「美肌」「白肌」という表現がぴったりです。

韓国では美への意識が高いからでしょうか。美容医療が盛んです。個々のタレントについては知りませんが、一般の人たちが多く治療を受けています。

韓国のドクターから聞いたところによると、就職活動が関係しているのではないか、とのこと。就職が厳しくなるのに伴って、美容医療を受ける人が増えてきたというんです。それほど「見た目が就職活動に影響を与える」と捉える人が多いということかもしれません。

顔色や肌が健康的であるか、髪の毛がきれいに整えられているか、スーツを着こなしているか……。身だしなみも含めて、きちんとしているかどうかは外見から相手にも伝わるのでしょう。こんなところにも、肌状態で健康度を見るという原始の名残があるのかもしれませんね（これは韓国に限ったことではなく、どこの国でもいえることです）。

日本では若い人たちを中心に、韓国のタレントだけでなく、韓国コスメや韓国の美容業界から大きな影響を受けているようです。さらに、最近はファッションやスタイルがジェンダーレスになってきたなどの社会的な背景もあって、特に若い世代の日本人男性は美容への関心が大！　スキンケアにも気を配るようになってきました。その証拠に、メンズ化粧品はどんどん市場が拡大しているし、私のクリニックに来院される男性も増えています。

一方、欧米の影響を感じることもあります。

最近のビジネスシーンでは、欧米に出張したり、外国人が同じ職場にいるなど、身近なところで外国人エグゼクティブに接する機会も多く、何かしらの影響を受けている人も少なくありません。私もそのひとりです。欧米の学会などに参加すると、エグゼクティブは髪やヒゲのケアもスキンケアも当たり前で、スーツの着こなしもさすがだな、と思うことがしばしばです。

クリニックに来る男性の中にも、海外の取引先と商談して「男もきれいにならなきゃ！ と思った」と言う人がいます。手入れの行き届いた髪やツヤのいい肌、若々しい表情に、ハツラツとした話しぶりを見せつけられると、「自分も怠ってはいられない」と意識が高まるのでしょう。

これからますますグローバル化が進む中で、日本だけの価値観にとらわれず、海外の人たちを参考にして、外見に気を配るのはいいことだと思います。薄毛やヒゲ、体毛、ニキビ、ニキビ痕、汗、ニオイなどは改善の余地が十分にあるので、気になる人は対策などを検討してみたらいいのではないでしょうか。

第2章

男の人生を左右する
毛包とは何か

2-1
年齢によって変化する男の悩み

あなたは今、何歳ですか?

みなさん、それぞれの年齢で、「過去の自分」を振り返り、「今のあなた」を見つめ、「将来の姿」を想像してみてください。


10代の頃には、どんな外見の悩みをもっていましたか? 20代では? 30代では? 40代では? 50代では、どんな悩みをもっていると思いますか?

私のクリニックを訪れる男性では、年齢別に下の表のような傾向があります。

	ニキビ	ニキビ痕	汗	ニオイ	ヒゲ	体毛	薄毛	シミ	たるみ
10〜20代	○	○	○						
30代		○	○	○	○	○	○		
40代				○	○		○	○	○
50代以上				○			○	○	○

年齢別に見る男性の悩みの傾向

【髪】

男性の悩みといえば、まず髪でしょう。

髪にまつわる悩みは深いもの。私も髪の毛コンプレックスに苦しめられていたので、よく分かります。中でも、「薄毛」はひじょうに多くの人を悩ませていますよね。一般に、年齢を重ねるとともに毛髪は薄くなっていくものなので、この悩みはいつ終わるとはいえない（あるいは、終わりがない）歯がゆさも。

【ニキビ】

男性の場合、ニキビは思春期にできることが大半なので、多感な時期の男子にとっては悩みのタネに。重症度の高いニキビが数多くできていると、「人に見られるのが恥ずかしい」といったことから対人関係の悩みにつながることもあります。

【ニキビ痕】

ニキビを治療しないまま長引かせると、ニキビ自体は解消したのに、大人になってもニキビ痕が消えない……という事態を招くことも。かつて「ニキビは治療するもの」という考えが広まっていなかったためにニキビを放置していた時代があり、その世代の人が今、ニキビ痕に悩んでいる、というケースが多くみられます。

【汗】

暑い季節や運動後などに汗をかくのは自然なこと。

ただ、日常生活に支障をきたすほどの汗をかく人や、逆に、ほとんど汗をかけない人もいて、その場合は病気が潜んでいる場合もあります。そこまでいかなくても、職場でいつも一人だけ汗をかいていたり、足に汗をかいて靴の中が湿ったりと、汗で悩む男性は少なくありません。

【ニオイ】

悩みの原因になるニオイにもいろいろありますが、よく知られるものが腋臭症、いわゆる「ワキガ」です。特徴のある強いニオイのため、周囲の人への影響を心配してしまう人が多いんですよね。海外はまた違った事情があって、そのあたりは興味深いところ（第6章のコラムをご参照ください）。汗とも関連した「足のニオイ」も気になるかもしれませんね。

【ヒゲ】

悩みというには大げさですが、毎朝のヒゲソリが面倒だと思っている人は意外に多いよう。ニキビやアトピー性皮膚炎を患っている人にとっては、カミソリの刃を肌にあてること自体、症状を悪化させる可能性がありキケンです。

【体毛】

体毛は濃いほうがいい、薄いほうがいい、というのは、個人の感覚によります。が、濃すぎることで悩んでいる人もいます。最近では、体毛を剃ったり脱毛するなどの手入れをする人が増えています。

これら7つの悩みには、共通点があります。それが、この本のタイトルにもなっている「毛包」!!毛包については次項で詳しく説明します。が、それぞれの悩みと毛包とは、切っても切れない関係なんです。

というのも、男性は10代の思春期から始まって、50代を超えても「毛包」に関わる悩みを抱え続けるからなんですね。若い頃は「ニキビ」、中年以降は「薄毛」「ニオイ」といったように、年齢によって悩みの種類を少しずつ変化させていきながら。

もちろん、悩みのタネになるだけではありません。髪やヒゲは外見の大事な要素で、スタイルや手入れまでも含めて個性を表現できるもの。汗は生きていく上で大切なものだし、ニオイはフェロモンとの関わりがあるともいわれている!? そんなふうに毛包とは長く深いお付き合いをしていくものなんです。もう「一生」といっていいくらい。

どうですか? みなさんも毛包に愛情を感じませんか?

2-2 そもそも「毛包」って何ものだ?

皮膚は、全身を覆っている人体最大の臓器。成人では総面積が約1・6㎡、つまりタタミ約1畳分もあるんです。タタミ1畳分を毎日お風呂で洗っているかと思うと、「おー、けっこう頑張ってるな、自分」と思いませんか？

そのタタミの上、ではなく、皮膚の上に、ほぼまんべんなく散らばっているのが「毛穴」。トータルの数は、体格や性別によってそれほど違いはなく、約５００万個。それも、驚くことに、毛穴の数が決まるのは母親の胎内にいるとき！　成長とともに毛穴の数が増えるわけじゃなくて、生まれたときには一生をともにする毛穴すべてが出そろっている！　こりゃもう、大切にしなくっちゃ、ですよね。

でも、この本のテーマは、毛穴じゃなくて「毛包」。

この2つはごく近い存在で、密接な関係があるけど、違うものなんです。では、毛包って聞いて、なんのことかすぐに分かりましたか？　毛穴は誰もが知っているけど、毛包はあまり知られていないのが現状でしょう。認知度としても、体内のポジションとしても、毛穴から一歩進んだところにあるんです。そう、あなたも一歩奥に踏み込みましたね。

「ようこそ、毛包の世界へ！」

この「毛包」って、なかなか的を射た言葉だと思うんですよね。というのも、毛包は、皮膚の中にあって「毛を包んでいる」存在だから。

もう少しきちんと説明しましょう。毛包は、表皮のすぐ下の「真皮層」にある皮膚の付属器官。毛は、皮膚の表面に出ている部分を「毛幹」、目に見えない部分を「毛根」と言いますが、毛根は毛包の中にある部分となります。

毛包のもっとも深い部分にはふくらみのある「毛球」があって、その中の「毛乳頭」は毛細血管から栄養分を受け取り、その栄養分を受けた「毛母細胞」が活発に細胞分裂を繰り返し、毛の細胞となって角化。次々に分裂してできる細胞によりどんどん押し上げられて毛は成長していきます。

毛を色づかせるのも、もちろん毛包内で行われるこ

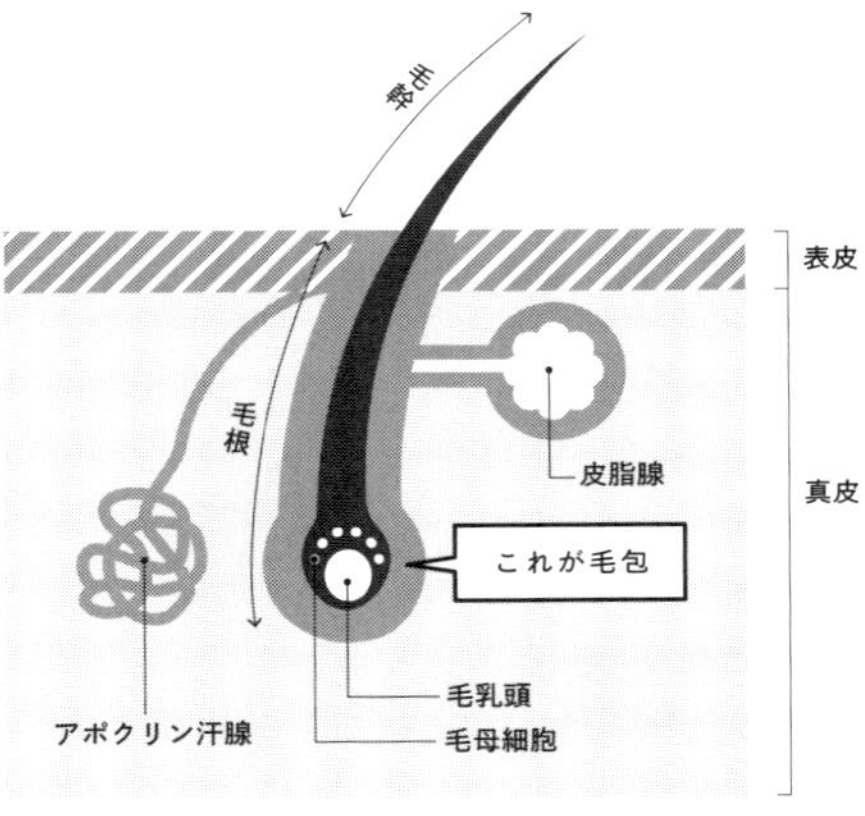

と。毛母細胞の間には「メラノサイト」と呼ぶ色素形成細胞があって、毛母細胞が細胞分裂して毛がつくり出されるときに、メラノサイトからメラニン色素を受けとって、毛に色がつくのです。

つまり、毛は毛包のいちばん奥でつくり出され、どんどん押し上げられて、やがて皮膚の表面にあらわれるというわけ。ニョキニョキ、ニョキニョキと成長していくんですね。なんだか、「生きてる！」って感じがしませんか？

でも、残念ながら、そうじゃない。毛（毛幹）は死んだ細胞。その証拠に、毛を切っても痛くない、でしょ？　そう、そういうことなんです。

毛包には、さまざまな器官が関連しています。代表的なものでは、皮脂をつくり出す「皮脂腺」。部位によっては、汗腺の一つ「アポクリン汗腺」もあります。どちらも毛包と結合していて、毛穴から皮膚表面にそれぞれ皮脂と汗を分泌しています。それから、毛包を再生する幹細胞が多く含まれている「バルジ領域」。他にも、毛を立たせる働きのある「立毛筋」をはじめ、周辺の細胞や神経はもちろん、ホルモンや成長因子、化学物質なども血液により運ばれてきて、毛包と関わりをもっています。

薄毛やニキビに関わることでいうと、「男性ホルモン」も毛包内で影響を受けています。少しややこしいのですが、「男性ホルモンが結合するための受容体」が毛包内にあって、毛の成長に影響を与えているのです。でも、「男性ホルモンの強さと薄毛は関係ない」のですよ！　ここ、世間的にはカン違いされやすいところでして。詳しくは、「第3章 薄毛の恐怖は20代から」で説明しますね。

　この毛包を取り巻く器官たちをまとめて「毛包ユニット」とも言います。毛包だけでいろいろな働きができるわけではなく、まわりと連携して、つまり毛包ユニットとして多くのプロジェクトを動かしているのです！　メインプロジェクトは、毛をつくり出すこと。そして、皮脂や汗を出すことも大きな仕事です。汗が菌の影響を受けて「ニオイ」を発するのも毛包まわりのプロジェクト。皮脂分泌が過多で毛穴が詰まってしまうとできる「ニキビ」も毛包で起こるプロジェクト。どちらかというと、トラブルですが。

　皮膚のすぐ下にいる小さい毛包たちは、そうやって日々懸命に働きまくり、ときにはトラブルを起こして苦

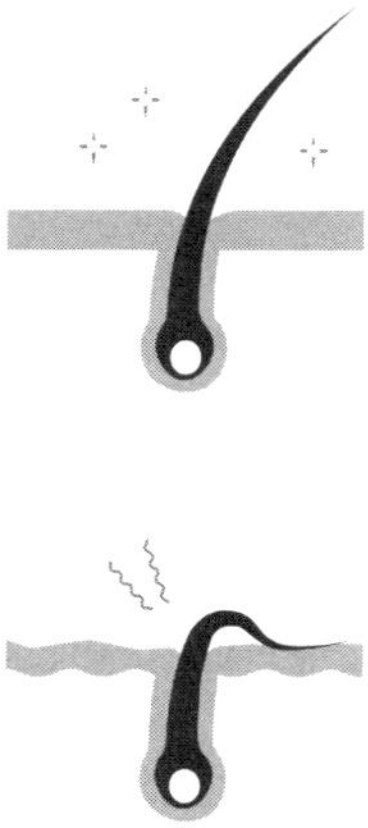

しむこともある……。まるで私たちと同じ！　毛包をたかが付属器官と思うなかれ。毛包は体の至るところで、私たちとともに生きているのであります！

2-3 なんと毛包には構造的な弱点があった！

「〇〇ジャンクションを先頭に、××kmの渋滞が発生しています」

こんな交通情報を耳にしたことはありませんか？　高速道路なら信号がないから快走できるはずだけど、2つの道路が合流するジャンクションは渋滞の発生源になる。コレ、よくありますよね。インターチェンジやサービスエリアなどで横道から車が入ってくる場合も同じ。特に、交通量が多いときの合流地点は、渋滞の原因になるものです。

一般道路でも、交差点の前では停止か徐行がキホン。だから、複数の道路が接続する部分は、どうしても流れが滞りやすいもの。でも、安全のためにはしかたがないこと。どんなときでも安全第一です。

実は、毛包には構造的な弱点があって、交通渋滞に似た現象が起きているんです。

毛包には皮脂腺やアポクリン汗腺が結合していると話しましたが、ほら、そこの部分は「高速道路のジャンクション」や「道路の交差点」のようなもの。主要道路である毛包に対して、皮脂腺やアポクリン汗腺が横道としてつながっているから流れが滞りやすい。それが、毛包の構造的な弱点①です。

構造的な弱点①で起きるトラブルの代表が、「ニキビ」。

ニキビができるのは、皮脂の分泌が多すぎることも一つの原因。通常想定よりも多い皮脂が横道から毛包内に入ろうとするから、スムーズに流れなくなって毛包内に皮脂がたくさん溜まる。それで毛穴の出口がふさがれるようなことがあれば、毛包内で炎症を起こして、ニキビができてしまうんです。接続部分が詰まるところは、道路事情によく似ていますね。

構造的な弱点②は、物理的な圧迫や刺激に弱いこと。

皮膚のすぐ下にひっそりと隠れている毛包は、皮膚を通して外部の影響をモロに受ける、いたって〝か弱い〟存在。皮膚はやわらかいので、押されたり、こすれたり、引っぱられたりしても、柔軟に動いてすぐ元に戻りますよね。毛包もそうなのですが、圧迫や刺激を受け続けていると、やがて傷んでしまうこともあるのです。

そうやって現れるトラブルが「化膿性汗腺炎」。

名前からすると、汗腺が影響していると思われがちですが、近年の研究により、毛包ユニットから疾患がスタートしている可能性が高いと考えられています。ホルモンや栄養因子などの影響により毛包が詰まって膨張し、ここに物理的な圧迫や刺激などの圧力がかかって、毛包内で破裂。炎症を引き起こしてしまうのです。だから、ジュクジュクと膿んで、腫れて、ひどく痛むことも。慢性で再発率が高く、生活に支障をきたす人も多いんですよね。

たとえば、お尻の毛包を想像してみてください。お尻の毛包は座ったときに圧迫されます。それこそ、毎日毎日、長い時間、小さな毛包たちは体重を受け続け、押しつぶされているのです。そのうち毛包内で炎症を起こして……ということです。

男性の場合、お尻の他に、肛門周辺、皮膚がこすれるワキの下、首の後ろにできやすく、女性は下着が当たる鼠蹊《そけい》部や胸部、そしてやはりワキの下に多く見られます。

構造的な弱点とはいわないまでも、毛包に関連したトラブルは数多くあります。毛包ユニットは多くの器官が複雑に絡んでいる上に、皮膚の下で起きていることが表面に現れてくるので、生活の質やコンプレックスに影響しやすいのかもしれません。

愛すべき毛包、だけど、ちょっとやっかいな存在。「スキだけど、キライ」「キライだけど、気になる」……。

なんだか違う話になってきてしまいました。恋愛トークではありません。あくまでも毛包トークです。

2-4 男は毛包に握られている

靴の中に小っちゃな石ころが入っていたら、どう感じますか？

足を地面につけるたびに、足の裏に異物を感じて気になってしまいますよね。他人からすれば何でもないけど（見えないんだから、当然だ！）、本人にとっては気になってしかたがない。その小石を取り除くまでは、ずっと違和感を抱き続けるものです。そして、どこかで思いきって立ち止まって、靴を脱いで、靴を逆さにして、小石をコロンと外に出したら……。あぁ、スッキリ！　そのあとは、まるで何事もなかったようにスタスタ歩けちゃう。小石が靴に入っていたことも一瞬で忘れちゃう。まったくゲンキンなものです。

毛包も一つ一つは小っちゃなものだけど、それが引き起こすイヤ〜な感覚は、本人にとって重大事。たとえば、ニキビなら、一つの小っちゃな毛包で起きたトラブルが、痛みを伴ったり外見に影響を与えたりと、気になる存在になりますよね。それがニキビ痕となって、その後もずっと残ってしまったら？　もともとは小っちゃな毛包のトラブルだったはずが、イヤな感覚がずっと続くことになってしまいます。長いときには、何年も、何十年も……。

じゃぁ、薄毛ならどうでしょうか？「薄毛は小っちゃな石一つどころじゃないぞ！」と思う人もいるかもしれませんね。はい、その通り。一つの毛包ではなく、多くの毛包たちによって、薄毛というひじょうに気になる事態を招いています。でも、よく考えてみてください。1本の毛をつくり出すのは、一つの毛包。毛をつくり出そうと頑張っているのは、小っちゃな毛包一つ一つなんです。

もし増毛させようとする場合も、やはり毛包の一つ一つから元気な毛が生えてきてくれることを祈るばかり……。やっぱり小っちゃな毛包にかかっているんですね。

同じ「毛」が、逆に「多すぎる」「濃すぎる」ことで困りものになるのが、ヒゲや体毛。悩みの内容は薄毛とは逆ですが、その原因となっている場所は、薄毛と同じく小っちゃな毛包に変わりないのです。汗もニオイも同じこと。私たちが「イヤだなぁ」と思う頃には、ある程度、まとまった数の毛包が関与しているかもしれませんが、元をたどれば、一つ一つの小っちゃな毛包。それが全体に影響を与えている、と考えることができるんです。

どうやら私たち男性は、毛包の働きぶりに一喜一憂しているようですね。ということは、毛包まわりのトラブルを解決することが重要だということ。そうやって考えてみると、男性の外見に関する様々な悩みは、毛包が関わっている。そういっても過言ではないのでは？　つまり、

男は毛包に握られている！

これを心に留めておけば、何か悩みが生じたときに、「もしや、これは毛包が関係しているのでは?」と思うことができます。そうすれば、正しい知識をゲットして、適切な解決法をすばやく選択できるのではないでしょうか。

第3章

薄毛の恐怖は
20代から

3-1

薄毛仲間はいっぱいいる

ユリウス・カエサル。

歴史好きの人はもちろん、そうでない人も、中学・高校の歴史の教科書で目にしたことがあるのでは？　もしかしたら、英語名のジュリアス・シーザーという名前なら知っているかもしれませんね。

カエサルは共和制ローマ期に活躍した政治家・軍人で、最高権力者にまでなった人物。民衆からの圧倒的な人気を誇り、女性にもかなりモテていたそうで、絶世の美女として名高いクレオパトラとも恋仲だった！　これだけ聞くと何の悩みもなさそうな「英雄」そのもの。

だけど、実は、そうでもない。薄毛に悩んでいたみたいなんですね。心配したクレオパトラがエジプトに伝わる軟膏をプレゼントしたり、薄いアタマを隠すために月桂樹の冠を載せたり、頭頂部の髪を前にもってきて広くなった額にたらしたり……。いろいろな努力をしていたらしいんです。それを聞いて、急に親近感が湧いてしまうのは、私だけでしょうか。

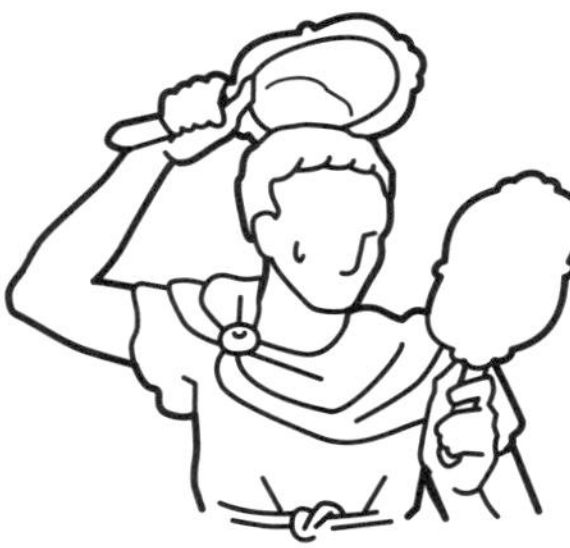

カエサルのように、薄毛で悩んでいた人は大昔から多かったようです。紀元前2000年頃の古代エジプトのパピルスには、抜け毛に悩んでいる男性についての記述があるというし、紀元前400年頃の古代ギリシャで活躍した医師のヒポクラテスは、自らも薄毛で、その治療薬を開発したとか。17世紀のフランスでは、20代前半から薄毛に悩んでいたルイ13世がカツラを愛用していたというし、その子供のルイ14世も、髪が薄くなり始めてから、ベルサイユ宮殿で40ものカツラ業者を雇ったとのこと。やることが壮大すぎるけど、それだけ深刻に悩んでいた、ということなのでしょう。

そんな薄毛の症状が現れる疾患として、最も多いのが「男性型脱毛症（Androgenetic Alopecia）」。一般に、「AGA」という呼び名が使われているので、もうご存知ですね。

AGAは、20代後半以降に症状が進み始めるケースが多く、30代男性の10%、40代男性の30%、50代男性の40%、60代男性の50%で症状が現れます。

近年、AGAは若年化が進んでいると指摘されていまして、私自身も医療現場でそう感じています。食生活が関係しているのかもしれませんし、他の要因かもしれませんが、詳しいところはまだ分かっていないのが現状。実は、欧米の方がもっと若年化が顕著だという報告もあります。

日本人の感覚からすると、欧米には薄毛でカッコいい映画俳優やアーティストがフツウにいるためか、「欧米人は薄毛でもカッコいい」とか「薄毛で悩んでいる人は少ないに違いない」と思っているかもしれませんね。でも、それはほぼウソ!! もちろん「薄毛を良し」と捉えるかどうかは個人によりますが、欧米でも悩んでいる人が多い、というのがホントのところ。なぜって、AGAの薬のほとんどすべてが欧米で開発されているから。大きな製薬メーカーが欧米にあるから、ともいえるけど、大きなマーケットが欧米にあるから、ともいえるわけですね。

薄毛に悩む男性は、はるか昔から今に至るまで、洋の東西を問わずたくさんいて、今後も、その長い歴史が大きく変わることはないでしょう。いつでも、どこでも、髪を気にする男性は後を絶たないのです。といったとしても、今、薄毛を気にしているみなさんの気が晴れるわけじゃないことも、よく分かっています。ということで、薄毛の詳しい話を進めていくことにします!

3-2

あなたの薄毛はどのタイプ？

みなさんは、巷に広がる「ざっくりとした薄毛情報」を熱心に見ていませんか？　自分は「このタイプの薄毛」と勝手に思い込んでいませんか？　いろいろな薄毛・脱毛症を混同してしまっていませんか？

分かります、コレ、誰でもやってしまいそうなこと。でも、はっきりいってキケン！　なぜなら、間違った情報に振り回されたり、ムダなことにお金や時間を費やしてしまったり、うっかりすると誤った方法で事態を悪化させてしまう可能性さえあるから。やはり、ここは皮膚科医の立場から、まずは薄毛・脱毛症の種類やその原因などをお話ししようと思います。

その前に……。

薄毛は決して悪いことではありません。薄毛でカッコいい人はいくらでもいるし、年齢を重ねていけば、多くの人が薄毛になるものですからね。ただ、外見に大きく影響する要素でもあるので、気になる人が多いということ。それに、髪の毛にはそれなりに役割があります。

具体的には、まず頭皮を紫外線から守ること。と同時に、極端な暑さや寒さから皮膚を守ってもいます。また、毛が適度なクッションのような役目をするので、物理的な刺激や衝撃から頭を守ることも。さらには、体温調節をするための汗を留めておくことや、ニオイを保つことも挙げられます。

では、薄毛・脱毛症の種類について、代表的なものの特徴を見ていきましょう。

【男性型脱毛症（AGA）】

薄毛の症状の中で、最も多いのがコレ。進行性の脱毛症で、日本人は20代後半以降に発症します。症状が現れるのは、頭頂部と前頭部。その片方の場合もあれば、両方の場合もあり、年々進行していきますが、側頭部と後頭部は毛がなくならないのが大きな特徴。原因は、男性ホルモンの影響でヘアサイクル（1本の毛が成長しはじめてから抜けるまでの周期）の成長期が短くなり、十分に成長しないまま脱落してしまうこと。詳しくは、次項以降で。

【円形脱毛症】

毛が円形に切り取られたように脱毛する疾患。ストレスなどによって発症する自己免疫性疾患の一つで、自身の細胞が毛包内の毛根を誤って攻撃することによって起きる症状。免疫細胞に攻撃されて弱ってしまい、栄養がいかなくなるために、毛根に近い部分に〝くびれ〟ができて、1本の毛の姿が「びっくりマーク（感嘆符）『！』」のように見えることも。アトピー性皮膚炎との関係も指摘されています。

【老人性脱毛症】

加齢に伴って代謝が落ちることにより、頭髪が全体的に薄くなっていく症状。高齢による老化現象なので、疾患ではなく自然現象です。70代になって薄毛になってきたとしたら、このケースの可能性大。

【亜鉛欠乏症に伴う脱毛症】

亜鉛が欠乏することによって起きる脱毛の症状。頭髪が全体的にまんべんなく薄くなっていくのが特徴です。現代において発症するのは乳児や高齢者がほとんどで、フツウに生活を送っている成人は、まずならないといっていいでしょう。

【鉄欠乏性貧血に伴う脱毛症】

鉄分が欠乏することによって起きる脱毛で、ほとんどが女性。というのも、月経の関係で貧血になりやすいから。過度なダイエットが関係していることもあります。男性で見られるとすれば、ひじょうに稀なケース。

【炎症性脱毛症】

湿疹などで頭皮が極端に荒れていることにより脱毛する疾患。頭皮にニキビが多い場合も、同様に毛が抜けます。これは、湿疹などにより毛根がショックを起こして、毛をつくろうとしなくなることが原因。

【瘢《はん》痕《こん》性脱毛症】

様々な原因で毛包が破壊され、瘢痕となって毛が再生できなくなる症状。毛包炎や皮膚炎、ケガ、ヤケドなどでも瘢痕性脱毛が起きることがあります。

【女性型脱毛症】

頭頂部を中心に薄毛が広がり、後頭部は毛が残るのが特徴。男性型脱毛症（ＡＧＡ）のように完全に毛がなくなるわけではありませんが、１本１本の毛が細く短くなることで、全体的に薄くなります。かつては、男性型脱毛症と同じく男性ホルモンが影響していると考えられていましたが、現在は、別の病気という認識。ただし、原因ははっきり分かっていません。

その他に、薬剤や感染による脱毛症、外傷性の脱毛症、膠原病に伴う脱毛症などもあります。症状を見ただけでは判別が困難なものもあって、医師による正しい診断が大切です。

3-3

AGAは男性ホルモンが関わっている

「薄毛の男は、男性ホルモンが強い！」

この説、みなさんも聞いたことがありますよね？　この「男性ホルモンが強い」という表現はかなり曖昧なのですが、おそらく意味するところは「男性ホルモンの値が高い」とか、もっと踏み込んでいうと「生殖能力が高い」とか。とすれば、これは間違い！　長年、多くの人がこの説に振り回されているもしれないですね。

ただ、薄毛に男性ホルモンが影響しているのは間違いのない事実。

そして、これは有史以来、知られていることでした。古代ギリシャのアリストテレスが「去勢された宦官《かんがん》はハゲない」と述べていたり、中国でも同じく宦官には薄毛の症状が見られなかったなど、多くの史実が残っているのです。だから、薄毛と男性ホルモンが関係していることは、長年認められていました。

といっても、すべての薄毛・脱毛症ではありません。「男性型脱毛症（AGA）」の話です。

男性ホルモンには様々な種類がありますが、AGAに関係しているのは「テストステロン」。主に精巣や副腎でつくられ、血液を通って毛包内の毛根へと行き着きます。

ここから少し詳しく解説しますと……。

毛包内での毛乳頭細胞では、II型およびI型5α-還元酵素（5α-R）の働きによってテストステロンが5α-ジヒドロテストステロン（DHT）に変化します。この酵素の働きの強さは個人差があるんです。そして、細胞にある男性ホルモンのレセプター（受容体）に結合し、毛包上皮系細胞の増殖を抑えて、毛の成長を妨げるのです。だから、毛が十分に成長しないまま抜けてしまうのですね。

つまり、薄毛に決定的な影響を与えているのは、「男性ホルモンを活性化する酵素の強さ」と「男性ホルモンに対する毛包の感受性」なのでした。

冒頭で「表現はかなり曖昧」といったのは、そういうこと。「男性ホルモンの強さ」は関係ないけど、「毛包における男性ホルモンを活性化する強さ」と「男性ホルモンに対する毛包の感受性の強さ」は関係がある。なんとなく似ているようだけど、実はまったく違うのですね。

毛包が男性ホルモンの影響を強く受けると
こうういう状態に……

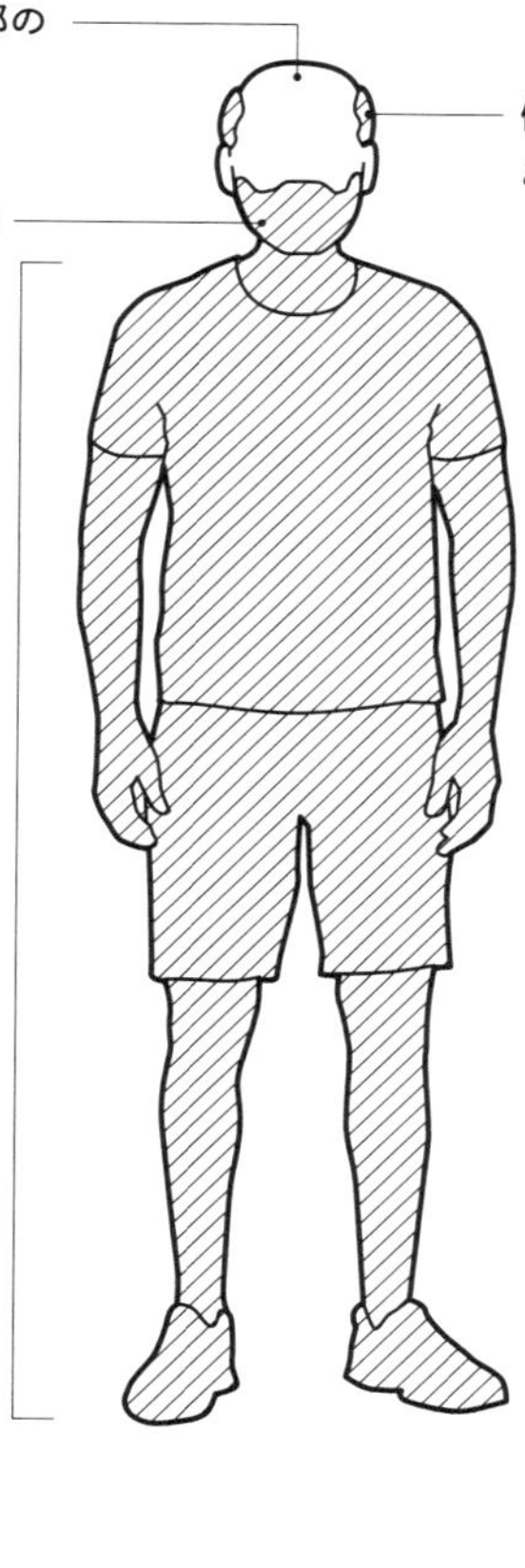

男性ホルモンに対する感受性の強さは、部位によって異なります。

ＡＧＡは頭頂部と前頭部に薄毛の症状が現れます。それは、もうお分かりの通り、頭頂部と前頭部の感受性が強いということ。毛の成長を妨げてしまうわけです。

一方、側頭部と後頭部は感受性が弱い、つまり影響を受けにくいので、ＡＧＡの人でもその部位の毛は残りやすい。さらには、ヒゲや体毛は感受性が強いけれど、むしろ毛が増える方向に作用する。というように、部位によって、男性ホルモンの影響を受けやすいか受けにくいかが異なり、毛を増やすか減らすかも異なるのです。

仲間同士の会話で、「自分の父親が薄毛だから、自分もアブナイ」なんて言ったりしますよね。これは、正しいとも、間違いとも言いがたい……。というのも、毛包内で男性ホルモンの「テストステロン」を活性化する5α-還元酵素は、遺伝子によって働きの強さが左右されるのですが、それは一つの遺伝子ではなく、複数の遺伝子が組み合わさって影響を与える「多因子遺伝」によって決まります。そのため、ひじょうに複雑で、原因遺伝子を特定するのはムズカシイのです。

だから、「父親が薄毛で、その他の条件がまったく同じであれば、薄毛でない場合よりも、薄毛になりやすいかな」というレベルの話。そんなところだと思っています。

3-4

こうやって毛は去っていく……

シャンプーしたら、髪がゴッソリ抜けた！

朝起きたとき、枕に毛が何本もついていた！

ドキッ！　とする瞬間ですよね。このまま毛がどんどんなくなってしまうのではないか……。そんな想像さえしてしまいます。でも、むやみに心配する必要はありません。シャンプー時に髪が抜けるのはごくフツウのことで、髪は日々抜けていっているのです。その数、1日約100本！　それに、日本人の髪は平均で約10万本もあるんです。だから、枕の上に毛が何本か残っていたところで、なんの問題もない……はずです。

では、髪はどれくらいの周期で生えたり抜けたりすると思いますか？　一般に、1本の毛が生え始めてから脱落するまでのヘアサイクルは、男性で3～6年、女性で4～6年。その中に「成長期」「退行期」「休止期」があります。

【成長期】

ヘアサイクル全体の約90％にあたる期間（3〜6年）で、毛母細胞が活発に分裂して、太くてしっかりとした毛が育つ時期。1日に約0・3㎜、1ヵ月で約1㎝、1年で約12㎝伸びていきます。もし切らずに伸ばしっぱなしにしていたらどうなるか、単純計算してみると……男性は36㎝〜72㎝！　さすがに70㎝以上となると、かなり伸ばしたなぁという感じになりそうですが。少なくとも、自分の髪ではイメージできない……。

成長期は体の部位によってそれぞれ遺伝的に決まっているので、伸びる長さも限度があります。たとえば、まつ毛は、せいぜい1・3㎝くらいがマックス。それ以上伸びないのは、

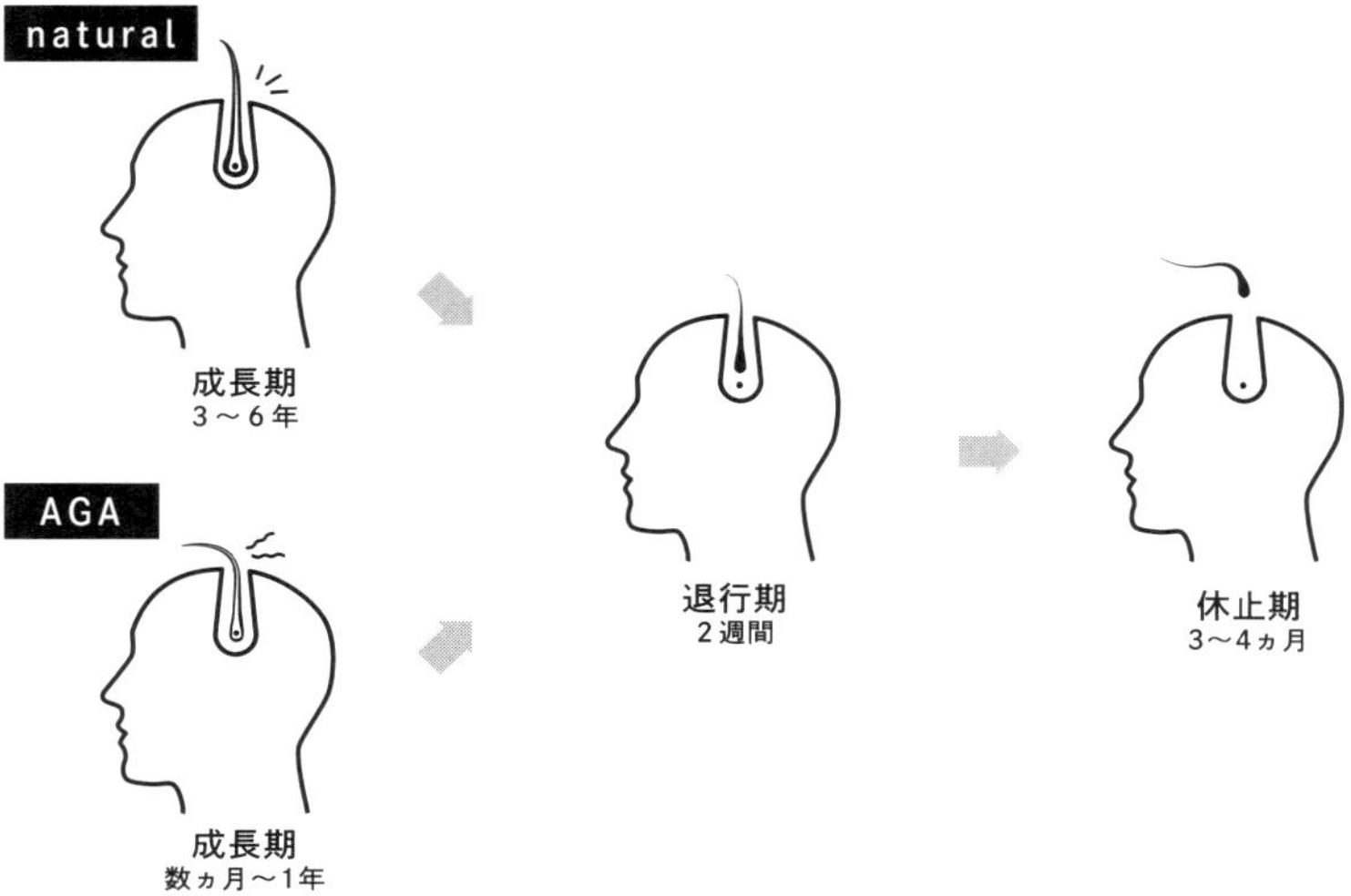

通常のヘアサイクルとAGAのヘアサイクルの違い

成長期が30日ほどだからです。

【退行期】

毛包内の細胞分裂がストップして、毛の成長が止まる時期。毛球もだんだん退化して、毛包自体が縮んで短くなっていきます。

【休止期】

毛包も休止して、髪がつくられない時期。約3〜4ヵ月。この間、毛球が完全に退化して、毛が抜け落ちます。

通常は、このヘアサイクルを繰り返していくことで髪のボリュームがキープできるのですが、男性型脱毛症（AGA）は成長期が短いのが大きな特徴。毛が成長不足のまま脱落してしまうのです。そうするうちに、毛包が十分に成長しないで小さくなっていく「毛包のミニチュア化」が起き、1本1本が細くて短い毛になる「毛の軟毛化」が進み、抜け毛も増えて、薄毛へ……。そのまま毛包が成長しないでいると、やがて毛穴が閉じてしまいます。

朝、枕についている毛が、太くてしっかりしていれば問題ありませんが、もし細くて短い毛が多かったら、それは要注意。ＡＧＡのサインかもしれません。

3-5 ＡＧＡにはパターンがある

目の前にいる知人の肩に糸クズがついていたら、あなたならどうしますか？

1. 声をかけて教えてあげる（そして、取る）
2. 何もしない

距離感のある人なら悩むところですが、ある程度親しい人なら1ですかね。じゃあ、パンツのファスナーが開いていたら？　これまたムズカシイ。同僚や友人なら教えてあげられるけど、上司やク

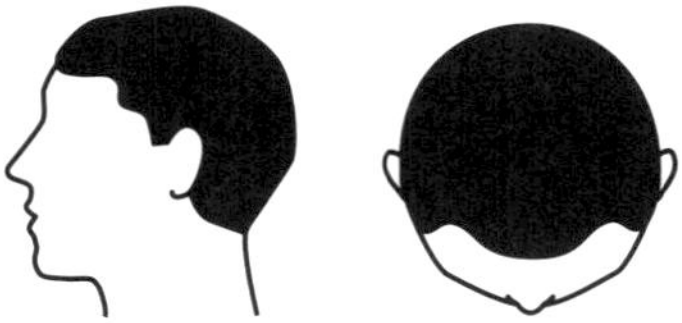

[1型]

きわめて初期の症状で、髪の生え際が少し後退し始めている状態。

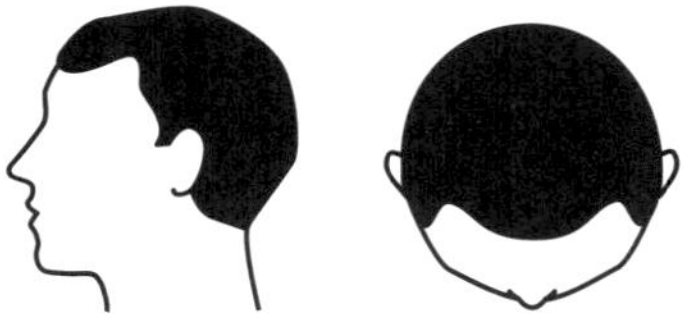

[2型]

M字状の剃りこみが1型より後退している状態。多くの人が薄毛に気づきはじめる頃。

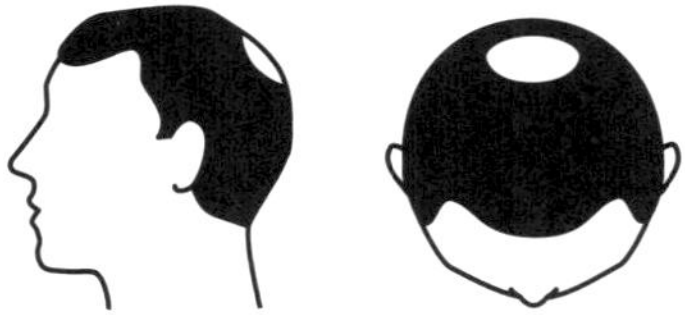

[2 頭頂部型]

2型と同時に、頭頂部がO型に薄くなり始めている状態。

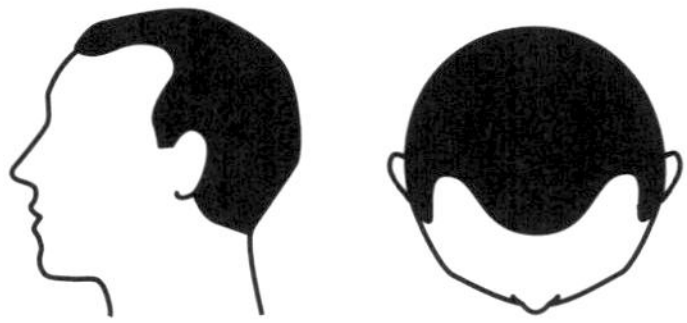

[3型]

前頭部がはっきりとM字状に後退している状態。髪全体のボリュームも少なくなっている。

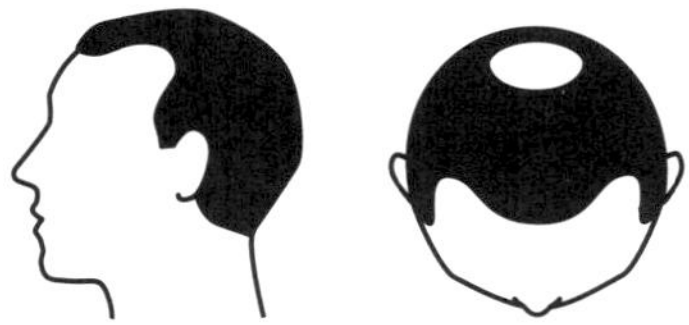

[3 頭頂部型]

3型と同時に、頭頂部がO型に薄くなっている状態。

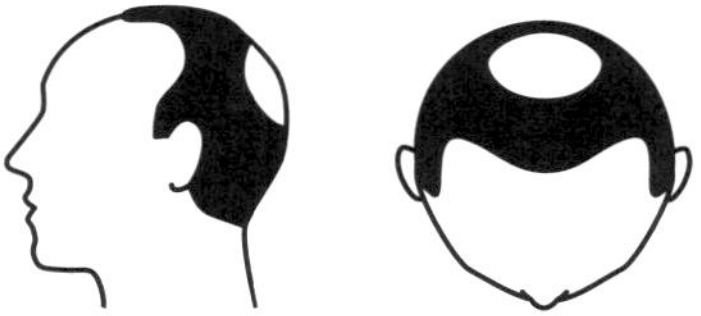

[4型]

前頭部の後退が3型よりもさらに進んだ状態。同時に頭頂部がO型に薄くなってきている。

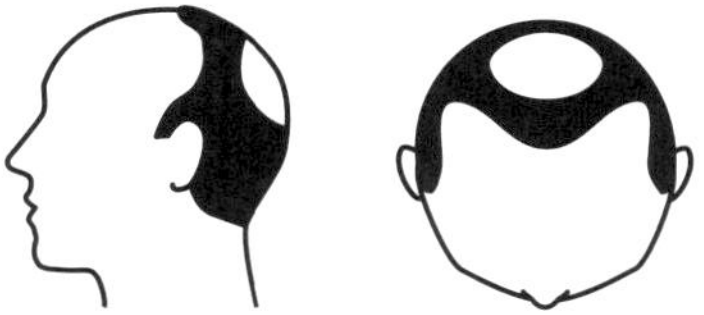

[5型]

前頭部の後退が4型よりもさらに進み、M字状ではないくらい薄毛になっている状態。前頭部と頭頂部の脱毛部分がつながりそうでもある。

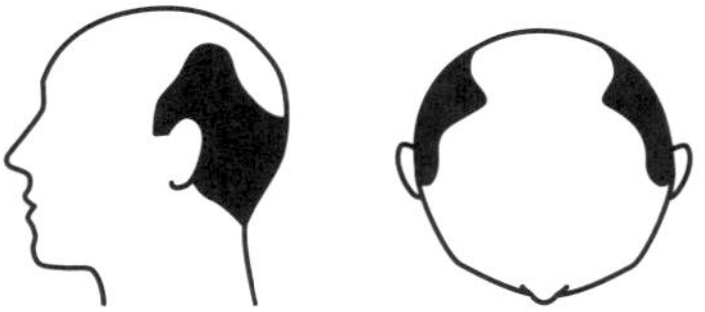

[6型]

5型よりも薄毛がさらに広がって、頭頂部の後退が後頭部にまで達している状態。

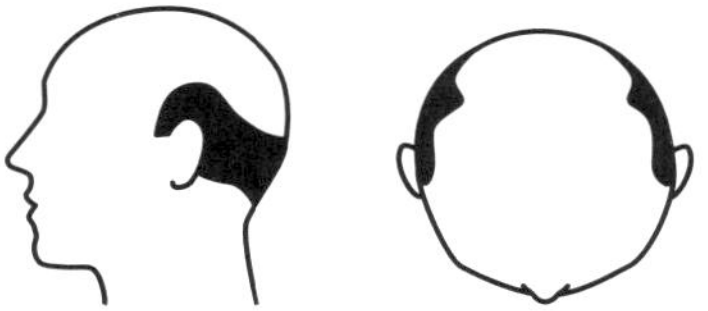

[7型]

6型がさらに進行して側頭部の毛も減り、薄毛として最も進行した状態。

薄毛の進行度が分かる「ハミルトン・ノーウッド分類(N-H分類)」

ライアントだと言いづらいかもしれませんね。

では……同僚や友人の頭髪が薄くなり始めていて、当人は気づいていないようだったらどうしますか？　こういうことは正解があるわけじゃないし、デリケートな問題になるほど、どんなに親しくても言いだしづらいものです。

幸い、といっていいか分かりませんが、私は研修医時代、先輩に薄毛を指摘されました（プロローグでそのエピソードを紹介しています）。それで早期に治療を開始できたんです。だから、私にとっては教えてもらえて良かったです、ホントに。

特に、頭頂部のように、フツウに鏡を見ているだけでは見えない部分は、自分でも気づきにくいんですよね。だから、頭頂部から薄毛が進むタイプの人の場合、発見が遅れる傾向にあります。だからといって、すべての人に「あなた、髪が薄いですよ」と指摘するのはNGです、もちろん。深く傷つく人もいますので、そこは配慮しましょう。

そして、もしあなたが、「自分は薄毛かもしれない」と疑いをもったとき、あるいは「これはもう薄毛が進行しているぞ!」と確信したとき、今の状態がどれくらいかを見る目安があります。

それが前ページにある「ハミルトン・ノーウッド分類（N-H分類）」。これは、1951年にアメリカの医師ハミルトンがAGAの進行度をパターン化し、後に医師のノーウッドが改訂して完成させたもの。9つのステージに分類されていて、AGAの診断において世界的に用いられています。

80歳までの間に約80％の男性に薄毛の症状が現れるというAGA。欧米人は前頭部から薄くなりやすく、日本人は頭頂部から始まりやすいといわれます。

が、AGAは治療が可能です。

ただ、早い段階で対処するほうが絶対に有利。少しでも早く気づけるように、鏡を見るときは、ときどき頭頂部も気にしてみてください。そのときは、私の得意技だった「合わせ鏡」がおススメです。

3-6

なぜ怪しい治療が蔓延しているのか

「この写真、髪がふさふさして見えて気に入っているんだよね」というものもあれば、「この写真、おかしいだろ！　オレにはもっと毛があるはずだ」というものもあります。

写真はウソをつかない！　って思っていたけど、そうでもないみたい。そのときの状況や撮影したときのアングル、光の当たり方などで見え方は変わってきます。スマホでよく自撮りする人は、きっと詳しいことでしょう。

実は、薄毛治療の難しさ・分かりにくさは、そのあたりにもあるんです。というのも、どの治療を行っても、効いているのか効いていないのか、判定がムズカシイんです。写真だと、コンディションや光の当たり具合によって見え方が大きく変わってしまいますのでね。

さらには、半年くらい時間がかかることも、判定の難易度をアップさせています。毛が増えたかどうかを判定するには、半年くらい時間をあけなくてはいけないのですが、半年前に定めた部位がどこかを見極めるのが、とんでもなくムズカシイ。毛髪をかき分けて、頭皮の中から「まったく同じ部位」を見つけ出すのは、至難のワザ。本格的に医療で効果判定しようとする場合は、こんなふうにするのです。

「調べる部位に入れ墨で点を入れ、その点のまわり1平方センチメートルを評価する」

そこまでやらなくては、正確な判定ができない。このように効果を測りにくい背景があるから、「薄毛治療」といわれるすべての治療を信頼できなかったり、薄毛治療のハードルを必要以上に上げているのかもしれない、と思います。

だからこそ、怪しい治療の入り込むスキがあるのでしょう。「怪しいかもしれないけど、試してみたい」「怪しくてもいいから頼りたい」と思う人たちが後を絶たず、つい手を伸ばしてしまうのかもしれません。

でも、皮膚科医の立場からすると、エビデンスのない治療法は、ほとんど効果がないと思っています。たとえ毛が減っていたとしても「現状維持されていますね」と言ったりするんです。もしそう言われたら、怪しいと思ったほうがいい。そして、さらにもっと高額なコースを勧められたら、それはキッパリ断ったほうがいい。「ハゲからむしりとる治療はけしからん！」そう思う次第です。

ＡＧＡを改善させられるのは、効果が実証された外用薬、注射薬、植毛のみです。公に効果が認められていない治療法は怪しい、ということ。

なぜなら、薄毛で悩んでいる人は世界中に恐ろしいほどたくさんいます。薄毛のマーケットはめちゃくちゃ大きいんです。だから、もし本当に効果があれば、「ランダム化比較試験」（次項で詳しく説明します！）をクリアして、その効果を証明しようとするはず。なぜなら、そのエビデンスがあれば、世界中に販売ができて莫大な富を築けるからです。

つまり、効果があるのにエビデンスをとらない理由が見つからない。「エビデンスがない＝効かない＝怪しい」と解釈できるわけなんです。

3-7 治療効果の科学的な真実とは？

薄毛治療の効果を科学的に実証するには、「ランダム化比較試験」を行います。これ、ちょっとムズカシイ。でも、興味ある人にとっては、ちょっとオモシロイ。そこで、ここではランダム化比較試験について話しましょう。

これは、医療における治療法や治療薬などの効果を判断する方法の一つ。研究対象者を「調べたい治療を行うグループ」と「その治療をしないグループ」にランダム(無作為)に分けて比較するので、この名前がついています。がんの新しい治療の効果を実証するときもこの方法が用いられるほど、メジャーで信頼性の高い試験なのです。

では、薄毛治療を例に、具体的に説明します。

分かりやすくするために、試験の順を追ってみていきましょう。

1. 薄毛の症状がある人ばかりを集めて、ランダムにA群とB群に振り分けます。

2. それぞれのグループに、次の薬を飲んでもらいます。ただし、本人たちには飲んだ薬を知らせません。

A群…試験の対象となる本物の薬。

B群…本物の薬とそっくりに見えるニセモノ。

3. 半年など一定期間が経ったあと、医師や測定器によって効果の判定を行います。このとき判定する医師も、それぞれの対象者がA群かB群かは分からないようにします。つまり、薬を飲んだ人も、効果を調べる人も、答えが分からない「二重盲検法」がとられるんです。客観性の高い評価を求めるための手段ですね。

4. 最後に答え合わせをして、A群がB群よりも「毛が増えている」「毛が太くなっている」というのを統計学的に証明します。

以上が、ランダム化比較試験のやり方。この試験をクリアしていないと、前項でも話したように「怪

ランダム化比較試験

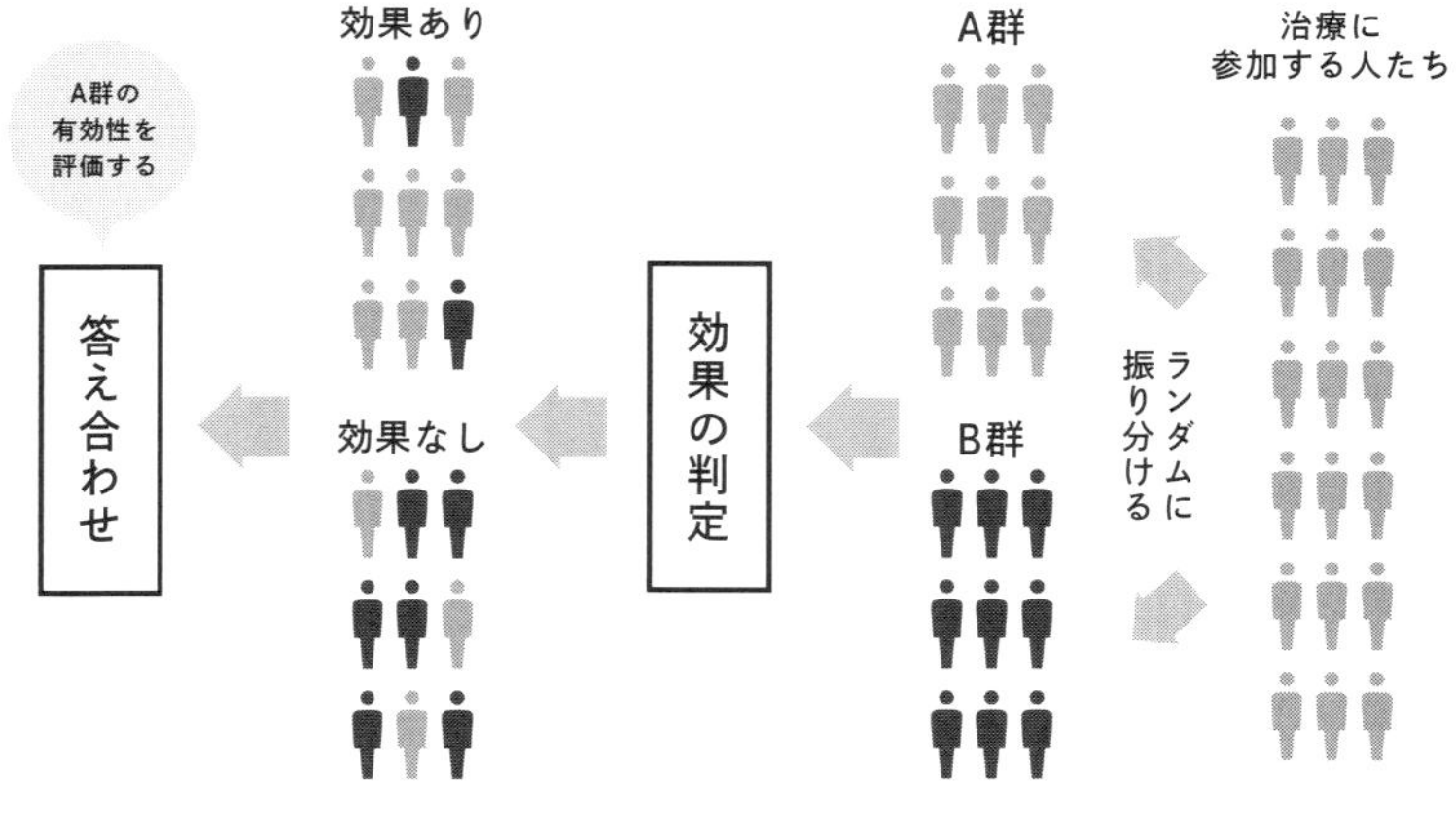

しい」となってしまうわけ。本当に効く有望な治療薬は、必ずこれをクリアするのが鉄則！　そうしないと、薬事承認がおりず、販売できませんからね。また、この試験によるエビデンスが複数あると「エビデンスがより高い」ということにもなります。

ただ、ランダム化比較試験にも問題点があります。

それは、ほんのちょっとだけでも比較部位より良い効果が認められたら、「エビデンスあり」になってしまうということ。実は、たいした差がなくても、「より良い」と証明できてしまうので、まるで立派なお墨付きをもらったかのように見えることもあるのです。

もう一つの問題点は、「比較しやすい薬や治療法」のほうが圧倒的に有利だということ。

例に挙げたように、飲み薬の場合は、人数を集めるのも試験をするのもカンタンなので、エビデンスもカンタンに得ることができます。でも、手術や注射だったらどうでしょうか。被験者が誰だか分からないように試験するなんて現実的ではないですね。だから、たとえどんなに効果的な手術・注射であっても、そもそも試験をクリアできないんです。そうした事情もあり、飲み薬や付け薬のほうが有利に働きます。

現代医学においては、ランダム化比較試験がエビデンスの根拠となるので、どれだけ良質な試験で数多くクリアしているかに尽きます。これは、信頼できる科学的な判定であると同時に、多少の問題点も含んでいることは知っておいてもいいかもしれません。

3-8 エビデンスだけで薄毛は救えない

薄毛治療をしようとしている人にとって、どれくらい髪の毛が増えると「増えた!!」との喜びを感じるものでしょうか？　5％増毛？　10％増毛？　それとも、100本？　200本？

髪の毛は、1平方センチメートルあたり180～200本あります。私の診療経験からいうと、1平方センチメートルあたり30本くらい増えると、「かなり増えたな」と実感できるのではないかと思います。喜びの感じ方は人それぞれなので、一つの目安ではありますが。

ここで注目したいのが、「エビデンスあり」の治療。これは前項でも話したように、ランダム化比較試験で効果が実証されたものにのみ与えられる称号です。ただし、「ほんのちょっと」でも結果が出ると「エビデンスあり」になる、という問題点も含んでいる、と。

薄毛治療でいうと、髪の毛が10％程度増える治療でも「エビデンスあり」となるのですが、実際のところ、かなり薄い状態から10％程度増えたくらいでは、見た目にはあまり変わらないこともあります。つまり、「効いているのはウソではない」が、「目に見えて分かるほど増えていない」というビミョーなことになっちゃう。

もっというと、AGAは加齢とともに常に進行しているという点も、問題をより複雑にしています。

たとえば、ランダム化比較試験をするために、試験の対象となる本物の薬を使うA群と、比較するためにニセモノを使うB群に分けたとしましょう。その結果、

▼A群は1平方センチメートルあたり毛が1本減った
▼B群は1平方センチメートルあたり毛が5本減った

とすると、A群はB群より「良い結果」が得られたので、統計学的にこの薬は優位であると証明

されるのです。でも、この薬が「本当に患者さんを幸せにする治療かどうか」というと疑問なわけです。体感的にいえば、たいして「良い結果」とは感じられませんからね。でも、れっきとした「エビデンスあり」の治療となる。当然、安全性が高くて安い薬は、ランダム化比較試験をたくさんできるので、「エビデンスが強い」ということになります。

つまり、エビデンスが高いことが、幸せになるとは限らない。満足度が低い場合もあるということです。

これは、診療ガイドラインの落とし穴でもあります。

医療では、科学的根拠（エビデンス）などに基づいた適切な治療法を、体系的に提示した診療ガイドラインがつくられていて、AGAに関するものもあります。

その中には推奨度の分類があり、エビデンスの強さによって、A〈行うよう強く勧める〉、B〈行うよう勧める〉、C1〈行ってもよい〉、C2〈行わないほうがよい〉、D〈行うべきではない〉にランク付けされています。これは科学的なデータをランク付けしているものなのですが、ランク付け自体は人が行っている点が、少々、懸念されます。人が行っている以上、やや主観的な判断も入ってしまうということです。

また、薄毛治療においては「見た目の変化」が重要なのですが、その視点が抜けています。

診療ガイドラインは、あくまでも科学的なデータの裏付けがどれだけあるか、というデータ集。「外見や印象をどれだけ変えるか」「患者さんをどれだけ幸せにするか」ということは、ガイドラインには載っていない。これはしかたのないところではありますが、要は、それぞれがドクターと相談していくことが大切なんだろうと思います。

ただ、ガイドラインが出たこと自体はすばらしいことで、個人的には高く評価しています。怪しい治療が行われるよりは、ずっといいですからね。

3-9 「ワカメを食べると毛が生える」ってホント？

「ワカメをちゃんと食べなさい！　元気な髪が生えないよ」

そう言われたのは、私が子供の頃。当時は、ワカメやコンブなどの海藻を食べると、「髪が黒くなる」とか「髪が生える」とか「髪が増える」などといわれていました。でも、これはまったくのデタラメ！　どうやら、ワカメが海の中でゆらゆらしている様子が、髪の毛のふさふさを連想させる、ということらしい。ホントかどうか、これも怪しいですが……。

今でもこの言葉を耳にすることはあるけれど、半信半疑というか、〝ちょっと笑いながら話す〟といった感じですよね。もはや都市伝説といったところでしょうか。

男性型脱毛症（ＡＧＡ）を代表とする髪の悩みは昔からあったからか、このような科学的根拠のない予防法や改善法が巷にあふれています。みなさんも、もしかしたら信じていたりして？

では、ＡＧＡに関するウワサを科学的な根拠から検証してみましょう！

Ｑ　ワカメ以外で、髪に影響を及ぼす食べ物はある？

Ａ　ワカメも含めて、ＡＧＡと食べ物は関係ありません。ただし、亜鉛欠乏症や鉄欠乏性貧血により薄毛になったり、栄養状態が極めて低下して薄毛になること（休止期脱毛症）はあります。急速なダイエットはキケンなんです。そういう意味においては食べ物も関係します。それだけでなく、やはり健康的な生活を送ることは重要。なぜなら、ＡＧＡの治療で髪の毛を増やすにしても、薬を投与したら、あとは自分の代謝の力で増やすことになります。だから、毛根の基礎体力をつけてあげるためにも、バランスの良い食事で栄養をとることは大切です。

Ｑ　帽子をかぶっていると薄毛になる？

Ａ　帽子は関係ないという考えが有力です。というのも、「帽子をかぶっていると薄毛になりやすい」というデータはまったくないのです。それに、帽子をよくかぶる職業の人（警察官や調理師など）で薄毛が多い、という報告もないので、デマだと思っていいのではないでしょうか。

Ｑ　マッサージは薄毛に効く？

Ａ　ＡＧＡのメカニズムからすれば、「効かない」という結論に至ります。マッサージで血流をよくできたらいいような気もしますが、現時点でそれを裏付けるような科学的根拠は見つけられない、というところですね。ツボやハリ治療も同じです。

Q　頭皮がアブラっぽいとAGAになる？

A　そんなことはありません。頭の皮脂の分泌量は、AGAの人もそうでない人も変わりがないのです。皮脂の詰まりはAGAと関係ないことが、データで明らかになっています（『脱毛症治療の新戦略』（古江増隆／坪井良治 中山書店）。だから、毛穴に詰まった皮脂をきれいにしても、残念ながら、薄毛は改善されません。そもそも、30〜40代の男性は皮脂の分泌が多く、毛穴に皮脂が詰まっているのがフツウ。いったんクリーンにしても、すぐにまた詰まってしまうものなのです。

Q　頭皮にニキビがあると毛が抜ける？

A　AGAではありませんが、湿疹やニキビなどで頭皮が極端に荒れていると、毛が抜けることはあります。これは炎症性脱毛で、毛根がショックを受けてしまって、毛をつくらなくなるのです。つまり頭皮環境の悪化によるものですが、このあたりがAGAは頭皮環境に関係している、と誤解される要因かもしれません。

Q シャンプー選びや洗髪のやり方は薄毛に影響する?

A 特に影響しません。シリコン入りがNGという話もありますが、これは完全にニセ情報。頭皮はしっかり洗うべきですが、あまりにゴシゴシこすりすぎたり、熱すぎる湯を使ったりすると炎症を招くので、それは良くないですね。同じ理由から、ドライヤーも少し離して風をあてたほうがいいでしょう。

Q ストレスが薄毛を引き起こすことは?

A AGAとストレスの関係を示した根拠はありません。円形脱毛症はストレスとの関係が指摘されています。

Q タバコは関係している?

A 英語の医学書『Female Alopecia』(著・Ralph M. Trüeb Springer社)に、「40歳以上のアジア人男性で、1日に20本以上タバコを吸う人は薄毛になりやすい」との記載があります。毛包周囲の血流が悪くなっていることや、組織障害、代謝の影響などが考えられていますが、はっきりとしたことは分かっていません。

Ⓠ　紫外線は髪によくない？

A　よくないとする記載もありますが、現時点では不明です。悪影響を与えている可能性もある、というくらいの理解ですね。

いかがでしたか？　AGAに関しては、日常生活の範囲内で科学的に効果が認められている予防・改善法はないのが現状です。ただ、健康であることは、頭皮や髪の毛にとっても大事なこと。直接的な結果を求めるだけでなく、日頃から元気でイキイキとした体づくりを心がけましょう！

3-10

AGAのための付け薬・飲み薬

「ワカメも食べてるし、マッサージもしてるし、シャンプーで頭皮もきれいにしてる。なのに、いっこうに毛が増えない……」

そう嘆いているみなさん。男性型脱毛症（AGA）を改善するには、やはりクリニックでの治療が信頼できます。治療といっても、比較的取り組みやすい、付け薬や飲み薬から、外科的治療の植毛術まで、いろいろ。髪の毛の状態や期待できる効果、期間、リスク、費用など、医師と相談しながら適切な治療を選ぶことをおススメします。

ここでは、代表的な付け薬（外用薬）と飲み薬（内服薬）による治療について、それぞれの特徴とメカニズムを紹介しましょう。

●付け薬（外用薬）

付け薬は、最も気軽にトライできて、かぶれを除けば重篤な副作用がほとんどない点がメリット。その反面、人によっては、毎日、使い続けるのが面倒と感じることもあるかもしれません。

【ミノキシジル外用薬】

▼**特徴**…いわゆる育毛剤の一つで、世界的にも使われている薬。もともとは血圧を下げるための降圧剤でしたが、これを飲んでいた人の髪の毛がふさふさになってきた（！）、ということで、薄毛治療薬として転用されるようになったとのエピソードがあります。降圧剤としては副作用が多いことから多くの国では使用中止になり、飲み薬としての道は終わりましたが、付け薬としての新たな道が開かれたのです。

これは「エビデンスあり！」ですが、外見を大きく変化させるほど毛が増えるかというと、ややムズカシイところ。「エビデンスが十分にあること」と「毛が十分に増えること」は、必ずしもイコールではないという一例です。長期で十分に効果が見られるというデータはあまりなく、3～6ヵ月くらいで効果のピークに達し、ずっとつけているとAGAの勢いに負けてくることも。だから、「ちょっと薄くなってきたかなぁ」という人が予防のために使うとか、ごく軽症の人が使ってみようというくらいがいいかもしれません。

▼**薄毛改善のメカニズム**…毛包周辺の血流を改善させて、酸素や栄養状態を高める働きがありま

す。また、成長因子をつくり出させて、毛乳頭細胞を活性化させるともいわれます。

●飲み薬（内服薬）

エビデンスの高い薬から、ビタミン剤のようなサプリメントまで、様々な飲み薬があります。薬を飲むだけでいいので取り組みやすく、続けやすいというメリットがあります。

ただ、次に紹介する2つの薬は、飲むのをやめると、半年くらいで毛数・毛量はもとに戻ってしまうことが知られています。また、男性しか使用できないことや性機能の減退、まれに肝機能の低下が見られる点などがデメリットとして挙げられます。

【フィナステリド内服薬】

▼**特徴**…AGAに効果があるスタンダードな治療で、まず試してみる価値があります。日本では比較的新しい薬で、病院・クリニックで購入できるタイプのもの。3年の内服で78％の人が回復したというデータがあるので、長期で飲むとじっくり効いてくることが期待できます。性機能への影響は、日本ではほとんどないという認識で、軽度と考えていいのではないでしょうか。ただし、女性の脱毛症には効果がないのと同時に、妊婦は飲んでも触れてもいけません。家族に妊娠中の女性が

いる人は、特に注意してください。

▼**薄毛改善のメカニズム**…II型5α-還元酵素を阻害する薬。男性ホルモンのテストステロンが5αジヒドロテストステロンに変換するのを抑えます。

【デュタステリド内服薬】

▼**特徴**…もともとは2001年に前立腺肥大症の治療薬としてアメリカで承認され、その後、韓国でAGA治療のために承認されてから世界中で認められるようになりました。でも、AGA治療薬としては本場アメリカで承認されていないんですよね……。日本人を含むAGA患者を対象としたランダム化比較試験では、毛数に顕著な改善が見られています。一方、性機能に対する影響がないとはいえないため、子供を考えている人は避けた方がいいかもしれません。

▼**薄毛改善のメカニズム**…I型およびII型の5α-還元酵素を阻害する薬。フィナステリドと比べると、特にI型を100倍以上阻害するので、理論的には、フィナステリドが効かなかった人も、デュタステリドが効く可能性があります。

AGAは『守りの治療』と『攻めの治療』で

AGAの治療には、男性ホルモンの攻撃から毛包を守る、いわゆる『守りの治療』と、毛包に働きかけて活性化させる『攻めの治療』の2通りがあります。

前項で紹介した飲み薬「フィナステリド」と「デュタステリド」は守りの治療、付け薬の「ミノキシジル」は攻めの治療でした。

付け薬についていうと、薬剤を頭皮に塗るだけなので気軽にトライしやすいというメリットはありますが、皮膚には外部刺激から守る「バリア機能」もあって、薬がなかなか吸収されないという難しさもあります。

そこで、薬をしっかり届ける方法として、注射によって薬を皮膚に注入する「メソセラピー」という治療が注目を集めてきました。メソセラピーの代表選手「HARG療法（ハーグ療法）」は、攻めの治療です。

守りの治療…フィナステリド（飲み薬）、デュタステリド（飲み薬）
攻めの治療…ミノキシジル（付け薬）、ＨＡＲＧ療法（メソセラピー）

実は、ＡＧＡを改善するためには、単一の治療よりも組み合わせた方が有効なのです。攻めの治療だけでは、一度、髪が生えたとしても徐々に抜けていく可能性があるし、守りの治療だけでは、髪がなかなか増えない、ということなんですね。症状や進行度、改善度などに合わせ、医師と相談して薬を組み合わせたり変えたりして治療するのが効果的です。

●メソセラピー

もともとは皮膚を若返らせるアンチエイジングの目的で、ビタミンやミネラル、アミノ酸などを皮膚に注射していたことからスタートしました。安全な薬であれば、注射するほうが皮膚内にダイレクトに薬が入って効果的だからです。ＡＧＡに関しては２０００年頃から用いられるようになっています。

【HARG療法（ハーグ療法）】

▼特徴…AGAを改善するためのメソセラピーで、AGAの代表的な治療。脂肪幹細胞を培養した上澄み液からタンパク質を抽出し、滅菌・粉末化したもの（AAPEパウダー）を、再溶融して微細な針で注射します。

HARG療法が行われるようになったのは2008年頃から。それまでは付け薬と飲み薬の治療か、もっと効果を求めるなら植毛術しかなかったところ、その中間に位置づけられる治療として普及しました。十分な施術実績があり、安全性も認められています。また、女性型脱毛にも効果があります。

▼**薄毛改善のメカニズム**…AAPEには130種類以上の成長因子、サイトカインが含まれていて、それぞれが相互に関係しながら多様な働きをしています。

- ▼毛包周囲の血管を新生させて血流を増加させる
- ▼毛包の成長期を長く延ばして軟毛化を阻止する
- ▼毛包周囲の皮膚や脂肪組織を活性化させる

このような働きによって、薄毛改善に効果があると考えられています。

付け薬、飲み薬、HARG療法などの治療を行っても、1年以上、AGAの改善が見られない場合は、植毛術などの外科的治療も選択肢となります。

●植毛術

AGAは、毛が細く短くなっていくために薄毛に見えるのですが、毛がないわけではなく、実際は産毛が生えています。とはいえ、さらに進行して毛穴が閉じてしまった場合は、植毛するしか方法がなくなります。逆にいえば、そういう最重症ケースであっても、植毛すれば髪を増やすことが可能、ということですね。ただし、外科手術のため費用が高額になることや、1回に植毛できる本数に限界があることなど、デメリットもあります。

【自毛植毛】

▼**特徴**…自分の後頭部などから採取した毛を、1本ずつ、あるいは数本ずつ株分けし、薄毛が気になる部分に打ち込んでいく方法。長く行われてきた治療法で、80％以上の生着率が報告されています。植毛する範囲にもよりますが、十分に増毛するためには数回の手術が必要になることも。また、AGAの人は男性ホルモンの影響を受けるので、増毛後も付け薬や飲み薬などを使用したほうがい

いでしょう。

【人工毛植毛】

▼**特徴**…合成繊維で人工的につくった毛を植毛する方法です。が、感染や瘢痕《はんこん》化のリスクがあり、危険性のほうが上回るので、現在、先進国ではほとんど用いられていません。

第4章

ヒゲや体毛は
カスタムしよう

4-1
ヒゲで悩んでいる人は意外に多い

夏目漱石、サルバドール・ダリ、エイブラハム・リンカーン、アルベルト・アインシュタイン。これらの人物の顔を思い浮かべてみてください。どうしても外せない要素があります。さて、何でしょうか？

それは「ヒゲ」。

髪の毛もその人物を表す重要な要素の一つですが、人によってはヒゲも髪と同じくらい大きなインパクトを生んでいるんですね。服装やヘアスタイルに流行があるのと同様に、ヒゲにも多少はトレンドがあるようです。欧米では数年前、ヒゲをモシャモシャに生やすのが流行っていたようで、流行に敏感な人たちはこぞって　モシャモシャとワイルドなヒゲをたくわえていた記憶があります。

日本でもそのときどきで人気の傾向があるし、業界や職種によっても考え方やスタイルは異なるもの。ただ、欧米に比べると、どちらかというと「ヒゲが濃い」ことを悩んでいる人が多いですね。

つまり、モシャモシャに生やすより、「ヒゲは少なめに整えたい」あるいは「ヒゲはなくしたい」と考える人が多そうです。

皮膚科医の立場で男性のヒゲ事情を見てみても、ヒゲのデメリットを感じている人が多いことに気づきます。次のように、外見の印象に加えて、生活上の悩みや肌トラブルなどにもつながることがあるからです。

- ▼毎日、ヒゲを剃るのが面倒
- ▼カミソリ負けで、肌が荒れたり傷ついたりする
- ▼不潔に思われやすい
- ▼毎朝、剃っていても、夕方にはうっすら生えてくるのがイヤだ
- ▼アトピー性皮膚炎なので、ヒゲソリ後に肌がヒリヒリする
- ▼ニキビがあると、ヒゲソリにすごく気を使う
- ▼ヒゲがあるせいで老けて見える

さらに、ヒゲには目に見えないキケンも潜んでいます。それは、雑菌がたくさんいる可能性があること。なぜなら、食べ物や唾液がつきやすく（本人が気づきにくい点もキケン）、無意識に汚い手で触ってしまいがちだから。

ヒゲを生やすとしたら、見た目のデザインとともに、衛生面に気を使うことも大切でしょう。

夏目漱石やサルバドール・ダリのように、ヒゲはその人を表すトレードマークにもなり得る大切な存在。「ヒゲあり」「ヒゲなし」のどちらにしても、悩みやトラブルの源にはならないように気を配れるといいですね。

ヒゲの脱毛部位

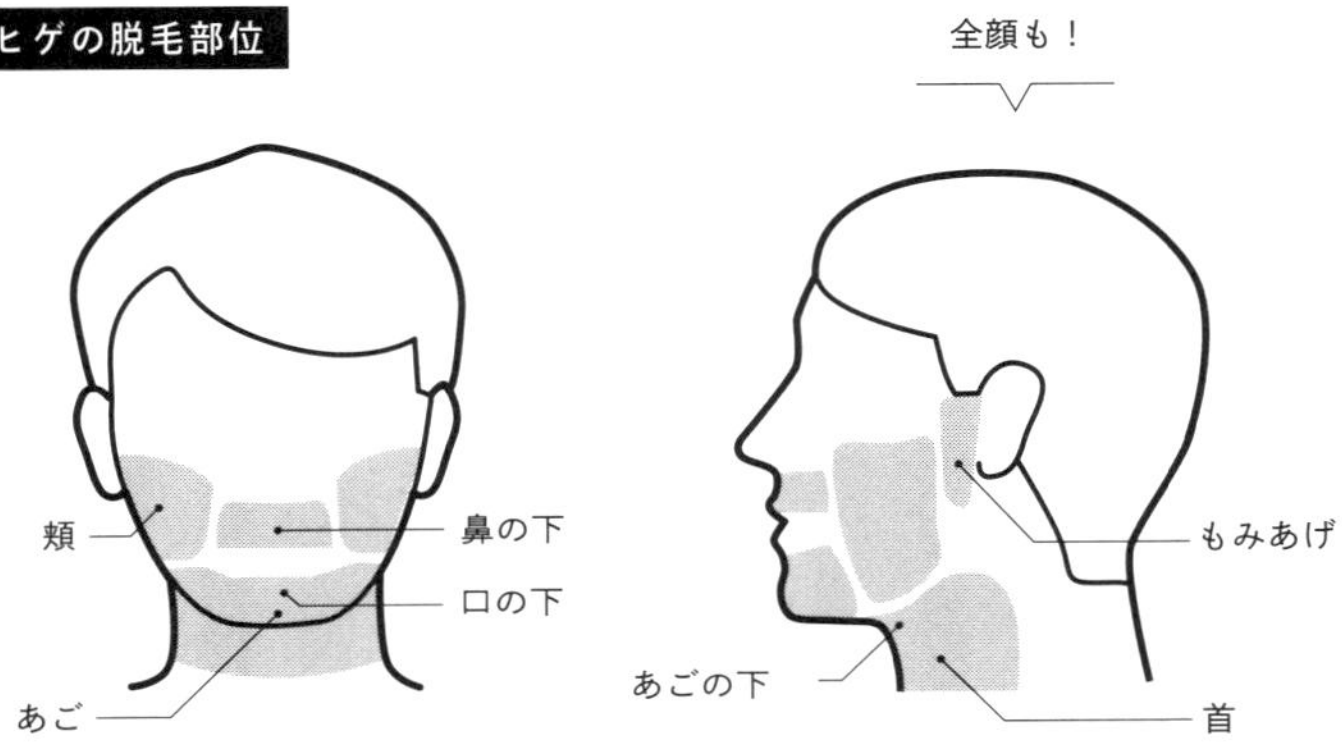

4-2 ヒゲが濃いのは1本ずつが「剛毛」だから

「子供の頃はヒゲで悩むことはなかったのに」

「女性だったらヒゲで悩むことはなかったのに」

ヒゲが濃くて悩む男性からは、そんな声が聞こえてきそうです。ではここで、ちょっと興味深い事実をお知らせしましょう。

- ▼ヒゲエリアの毛の本数は、生まれてからずっと同じ!
- ▼ヒゲエリアの毛の本数は男性も女性も同じ!
- ▼ただ、1本1本が「太くて剛毛」なだけ!

ヒゲエリアの本数は、生まれたばかりの赤ちゃんも、ヒゲとは無縁に見える女性も同じなんですね。というのも、生まれたときから毛包の数が変わらないので、ヒゲエリアの毛も基本的には数が変わらないのです。ただ、男性の場合は1本ずつが太くて剛毛だから、「ヒゲが濃く見える」というのが真相。女性も同じく毛包はあるけれど、1本ずつがほぼ産毛なので目立たないんです。
ちなみに、ヒゲの伸びる速さは髪の毛より少し速くて、一日に約0・4㎜、1年で約15㎝伸びるというのが定説。毎日ヒゲを剃っている人は、毎日0・4㎜くらい伸びているな、と感じますか？　数字で見ると小さいけど、存在感はなかなかビッグ！　と思うのは、私だけでしょうか。

そんなヒゲは髪の毛と同じように男性ホルモンの影響を受けています。それも、髪の毛と同様に、「男性ホルモンの量」が多い・少ないの問題ではなく、「男性ホルモンを活性化する酵素の働き」と「男性ホルモンに対する毛包の感受性」に違いがあるんですね。男性ホルモンのテストステロンが毛包内でレセプター（受容体）に結合して毛の成長を妨げるという、アノ話です（詳しくは、第3章3「AGAは男性ホルモンが関わっている」をご覧ください）。

そして、もう一つ興味深いお知らせとして、「髪の毛は、男性ホルモンが毛を減らす方向に作用する」のに対し、「ヒゲは、男性ホルモンが毛を増やす（濃くする）方向に作用する」ということ。「なぜ逆じゃないんだ！」という怒りの声が聞こえてくるようですが、ホントに、まったく、私も同感。納得できない感はありつつも、仕方ないので、現状を受け止めるしかありません。

まぁ、だから、男性ホルモンの値が少ない女性は、ヒゲエリアの毛が濃くならないことも理解できますよね。同じ男性でも、男性ホルモンの影響を受けるエリアや感受性の強さは異なるので、ヒゲの濃さや範囲が異なり、見た目に与える印象も大きく変わってくるのです。

ヒゲが濃くて煩わしく感じている人はたくさんいますよね。そんなみなさんへ朗報です！　ツライ思いから解放される方法があるんです。最近、増えてきた「ヒゲ脱毛」です。では、次項で詳しく説明しましょう。

4-3 早い人はもう始めている「ヒゲ脱毛」

女性のレーザー脱毛は、すでに長く行われてきた歴史があります。が、ここへきて、男性のレーザー脱毛も「流行りの兆しが見えている」と感じています。

中でも、最も要望の多い部位が、そう、「ヒゲ」なんです。ヒゲ脱毛のメリットは、ヒゲにまつわ

る様々な悩みやトラブルとサヨナラできること。つまり、

- ▼ヒゲを剃る時間が短縮できる
- ▼カミソリなどの費用が軽減できる
- ▼ヒゲソリで肌を傷つける心配がなくなる
- ▼夕方になっても、ヒゲが気にならなくなる
- ▼清潔な印象を与えられる
- ▼肌のトーンが明るくなり、健康的に見える

などが挙げられます。

中には、「濃すぎるヒゲはイヤだけど、ヒゲがゼロになるのも抵抗がある」という人もいるかもしれません。そんな場合も心配ありません！　レーザー脱毛で、ヒゲの量をコントロールしたり、ヒゲの形をデザインすることが可能だから。「頬のあたりを薄くしたい」「首だけ脱毛する」など、相談しながら脱毛を進めるといいのではないでしょうか。

また、敏感肌やアトピー性皮膚炎、ニキビがある人は、ヒゲを剃ること自体に不安がありますよ

ね。肌を傷つけてしまったり、ニキビや炎症を広げてしまうなど、トラブルが発生しやすいですからね。私としては、そういう人もレーザー脱毛は「ゴー！」だと思っています。レーザーを照射すると、刺激を受けて一時的に肌荒れが悪化するかもしれませんが、それは適切な治療でリカバリーできますし、ヒゲが減るほうがメリットは大きいと思うからです。肌状態によっては、「先に肌荒れなどの治療を行ってから、レーザー脱毛を行う」という流れを選択する場合もあります。

レーザーによるヒゲの脱毛はメリットも多いですが、副作用が起きることもあります。念のため紹介しておきます。

ヤケド…レーザーは黒い色に反応しやすいため、メラニンが多く含まれる皮膚に反応してヤケドになる可能性があります。

ニキビ…毛包周囲を熱損傷させて毛の再生機能を焼失させるため、毛穴に炎症が起こり、ニキビができることがあります。

痛み…ヒゲの毛包は手足などと比べると大きくて深いため、一般的なレーザー脱毛よりも高い出力で照射することから、痛みを伴うことがあります。

ただ、通常、レーザー脱毛機には、痛みを緩和したりヤケドを防ぐためのクーリングシステムが備えられているので、副作用のリスクは軽減できます。

濃すぎるヒゲに悩んでいる人や、日々のヒゲソリに苦労している人は、ヒゲのレーザー脱毛を考えてみてはどうでしょうか？

4-4 体毛が濃いほうがモテる？　モテない？

地中海沿岸で長きにわたって繁栄を誇った古代ローマ。髪もヒゲもきちんとカットしていたローマ人にとって、「遠い土地に住むボサボサの長い髪にヒゲを生やした人は野蛮人」という見方をしていたといいます。

また、17世紀から20世紀初頭まで栄えた清王朝（中国）では、「人間らしさと体毛の量は反比例する」という主張があったのだとか。中国の人は生まれつき体毛が薄かったこともあり、体毛が濃いほど未開人と見なしていたそうなんですね。

かつては、文明性や人間性などに結びつけて「毛」が語られたこともあったなんて驚きです。もしかしたら、「毛」に見た目以上の意味を求めようとしていたのかもしれません。

では、現代ではどうでしょうか。

現代といっても昭和の時代ですが、私の叔父が若かりし頃、体毛を濃くする方法を考えたことがあった、と言っていました。その理由というのが、「体毛が濃いほうがモテるんじゃないか」と。で、「毛を剃ると濃くなる」という俗説があって試してみたらしいんです。それで体毛が濃くなったことはないはずですが、50年くらい前の青年がそんなふうに考えていたなんて、ちょっとオモシロイ。当時は、そのような流行りがあったのかもしれませんね。

さて、やっと現代の話。国や文化的背景などによって体毛に対する考え方は違うものの、少なくとも今の日本においては、体毛は薄いほうがいいと考える男性が多いのではないでしょうか。最近は、暑い季節に半袖やハーフパンツを着ている男性を見ても、ウデ毛やスネ毛などが目立つ人は少ない印象があります。

ただ、人知れず悩んでいる人はいるかもしれません。ウデ毛の濃い友人がこんなことを言っていましたっけ。

「蚊が刺そうと思ってオレのウデに飛んでくるのはいいけど、毛に絡まって蚊が出ていけないんだよね」と。

その蚊は友人の血を吸えたのかなぁ？　そんなことも気になりますが、その友人は自虐的に笑いながらも、体毛の濃さをちょっぴり気にしていたようでした。

アスリートの世界では、体毛に対する意識が特に高いでしょう。活躍しているプロのアスリートはスネ毛やワキ毛などの毛を処理している人が多いですからね。水泳選手、ボクシング選手、サッカー選手、自転車競技選手など、挙げたらキリがないほど。そこには理由があって、水や空気の抵抗を少しでも減らすためだったり、ケガをしたときの処置をスムーズにするためだったり、衛生的に保つためだったり。人に見られるプロのアスリートにとっては、見た目の清潔感も大切でしょう。

女性からのモテ度でいうと、好みの違いはあるものの、毛が濃い人のほうがやや不利かな、と思う次第です。というのも、男性に対して「清潔感」を重視する女性が多いので、体毛の存在感が少ないほうが、より好感度が高くなるのではないか、と。体毛があったとしても、ボーボーに伸ばし

放題にしておくのではなく、きちんと手入れしていて清潔に感じられるのならいいかも!? もちろん、私の叔父のように、男性本人にしても、女性目線にしても、好みは人それぞれ、ですが。

男性にとって体毛は、「男らしさ」の象徴という考え方もあれば、「不潔に見える」「毛深いとモテない」と考える人もいます。日頃からスポーツをする人、モテる男になりたい人、体毛が濃くて悩んでいる人などは、自分のなりたい姿をイメージして体毛を手入れするのもおススメです。

4-5

男性も脱毛するのが当たり前になる!?

頭髪を除くと、体毛の悩みで圧倒的に多いのは、ヒゲ。でも、最近はウデ毛やスネ毛、胸毛などの体毛を気にする人も増えてきました。特に、トレンドものや話題のものはすぐに取り入れたいという流行に敏感なタイプの人は、すでにヒゲや体毛をレーザーで脱毛済み、ということも。もっと進んで、まだ一部の人しか知らないような最先端のものにもトライするアーリーアダプターの人は、VIOの脱毛も行っています。

ところで、VIOって知っていますか？

男性にはまだなじみのない言葉かもしれませんが、Vはビキニライン、Iは会陰部周辺、Oは肛門周辺のこと。つまり、アンダーヘアのことですね。このVIOゾーンを脱毛すれば、下半身を清潔に保ちやすくなり、ニオイやムレ、かゆみなどを軽減でき、水着や下着を着用したときにもハミダシを気にする必要がなくなるというわけです。

ムダ毛のレーザー脱毛は女性から広まっていきましたが、VIO脱毛も女性においてはかなり浸透してきています。中でもここ数年、耳にするようになったのが「介護脱毛」。男性のみなさんにとっては、まだ耳慣れない言葉の登場でしょうか？

高齢化社会になって介護する人・介護される人が増えてきた中、さまざまなトラブルの情報が共有されるようになってきました。その一つが、介護の際のムダ毛トラブル。

介護される人のアンダーヘアが長いままだと、不衛生になりやすく、雑菌が繁殖してニオイの原

因になったり、オムツの排せつ物がこびりついてきれいにするのが大変だったり、皮膚が炎症を起こして痛みやかゆみの原因になったり。介護する側としてそのような状況に直面した中高年の女性が、将来介護される側になることに備えて、エチケットとしてアンダーヘアを脱毛する「介護脱毛」の意識が高まっているのです。

このプチ社会現象は女性の間で広まっているものですが、そのうち男性も同じ理由で脱毛を考える人が増えてくるかもしれません。

ヒゲ・体毛の脱毛では、レーザーによるものを中心に話してきましたが、ここでレーザー脱毛のメカニズムについて見ておきましょう。

レーザー脱毛のしくみ

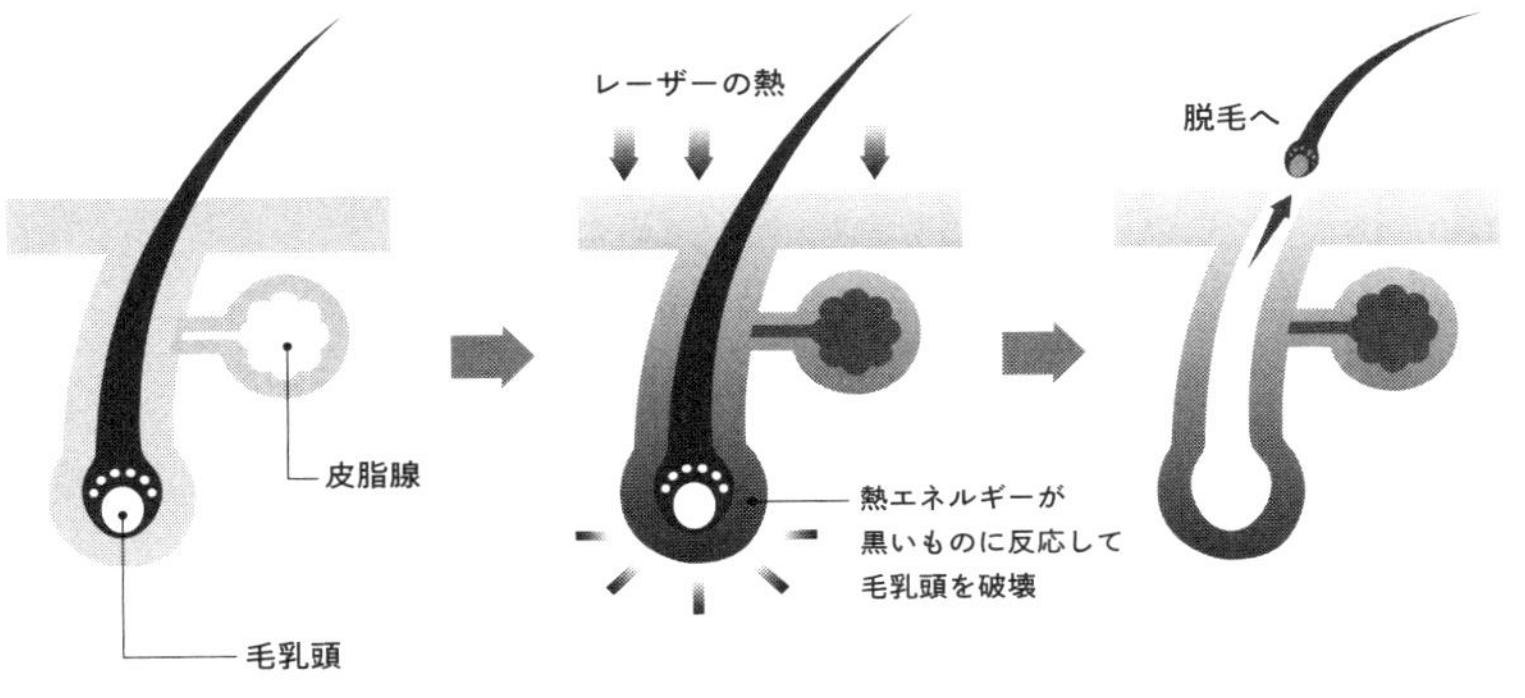

【レーザー脱毛】

脱毛に使うレーザーは黒い色に反応する特性があり、皮膚表面に照射すると毛に熱を発生させます。その熱で毛乳頭やバルジ領域を熱破壊するのです（毛包の構造については、第2章2「そもそも「毛包」って何ものだ?」もご覧ください）。バルジ領域には毛包を再生する幹細胞が多く含まれているので、ここを破壊することが永久脱毛につながるのですね。

この場合、レーザーの熱を伝えるためには毛と毛根が接触している必要があるので、それにはヘアサイクルの成長期でなければなりません。でも、成長期以外の退行期や休止期の毛も混在しているため、完全に脱毛するには、レーザー脱毛の施術を何回か繰り返す必要があります。

レーザーによる脱毛の他に、カミソリで毛を剃るなど、自分でできる方法もあります。代表的なものを挙げてみます。

【カミソリ】

古くからある最も一般的な方法。夏場にスネ毛を剃るなど、手入れしやすい部位に使ったり、一時的に使用するには手軽でいいかもしれません。ただ、カミソリを皮膚に当てることで、皮膚の表面

に傷がついたり、ニキビや毛嚢炎《もうのうえん》などのトラブルを招くことも。

【電気シェーバー】

カミソリと比べて肌にやさしく、肌荒れなどのトラブルも起こしにくいのがシェーバー。ヘッドの大きさや機能などの種類が多く、体毛を剃るのはもちろん、長さを整えられるものもあります。カミソリと同じく、処理後も毛がすぐに伸びてくるので、こまめに手入れしなくてはいけません。また、使用後は、シェーバーをきれいにして衛生的にしておくことも大切。

【ワックス】

毛をワックスで固めてから、ワックスとともに毛を一気に引き抜く方法。除毛と同時に皮膚の角質もはがされてしまう可能性があるため、肌への負担が大きいと思われます。また、脱毛ではなく除毛なので、1ヵ月もすれば再び毛が生えてきます。

【除毛クリーム】

アルカリ性のクリームを塗って、毛を溶かす方法。毛と同時に、角質も溶かしてしまう可能性が高く、皮膚にとってはかなりキケンなことといえます。これも除毛なので、1ヵ月もすれば再び毛が生えてきます。

【自家用光脱毛器】

いろいろな器具があると思われますが、主流は、エステ脱毛で使われることが多いキセノンフラッシュという光脱毛器。エステ脱毛よりも出力が抑えられているので、永久脱毛はムズカシイのではないでしょうか。場合によっては、ヤケドや毛嚢炎、ニキビなどのトラブルを招くこともあります。

体毛が濃いことでコンプレックスを抱いていたり、体毛を剃る手間やトラブルを減らしたいと考えている人は、ほぼ永久に脱毛したいのか、一時的に手入れするのか、といった目的や、毛・皮膚の状態などで、適切な方法を選択するといいでしょう。

第5章

ニキビは病気の一つ、
ニキビ痕を作らないためには
早期治療を

5-1

かつては青春のシンボル。今は？

「ニキビは青春のシンボル」

そんな言葉を聞いたことはありませんか？　かつて、こんなふうにいわれていた時代があったんですよね。若い世代を中心に男性も美肌がブームになっている現代からすると、どうもしっくりこない、と思う人もいるかもしれませんね。

この言葉をそのまま受け取るとすれば、時代が変わった今でも、なんら変わってはいません。なぜって、ニキビは10代の若者に多く見られるものだから、青春時代のシンボルといえばその通り。でも、当時は、ちょっと違ったニュアンスも含んでいたと思います。「ニキビはネガティブな印象だけど、諦めて受け止めようじゃないか」あるいは「ニキビは放っておけ」といった感じ。これは医療的な視点からすると、「ニキビができても、治療しなくていいよ」とも解釈できるわけです。

ただ、実際にニキビができたら、どうでしょうか？　ひどくなるのではないかと不安になったり、人に会いたくなくなったり、自分自身がイヤになったりと、大きなストレスになってしまうもの。ニキビはＱＯＬ（Quality of Life／生活の質）を著しく低下させる可能性があるのです。

そういう実情があったのに、「ニキビは青春のシンボル」と謳っていた。このことが、日本のニキビ治療を遅らせたんじゃないか、ともいわれます。ニキビを肯定的に捉えていたので、「ニキビは治療すべきもの」とは考えていなかった、と。だから、長い間、日本のニキビ治療は発展途上国より遅れているといわれていました。病院へ行っても、保険適用の治療は、抗生物質の飲み薬と付け薬を出して終わり。これでは、ニキビは治りません。

こんなことではまずいと、日本のニキビ治療が進展してきたのが2008年頃から。ニキビの治療薬アダパレン（ディフェリン）の保険承認がおりたのです。その後、いろいろな薬が保険適用となり、ずっと先をいっていた欧米とほぼ遜色ないくらいまでのラインナップになりました。ようやく日本でも保険診療の範囲内でニキビを治療できる時代になったのです。

だから、かつて「ニキビは放っておけ」だったのが、今は「ニキビは治療するもの」が正解に。皮膚科医の立場からすると、この治療と考え方が広まったのはたいへん喜ばしいことです。

では、冒頭の言葉に戻ってみましょう。今の時代に合った新しい言葉に替えるとすれば……。

「ニキビは病気」

病気というと、ちょっとびっくりしてしまうかもしれませんが、あまり心配しないで。「治療する方法があるよ」ということですから！

5-2 ニキビができる原因はズバリ2つ！

ギラギラと照り付ける太陽。ムシムシとした息苦しいほどの湿気。

高温多湿の日本の夏は、タフそのもの。少し外を歩くだけで、汗がダラダラ、肌はアブラぎってきますよね。そんな暑い季節は、ニキビもできやすいんです。なぜかというと……という前に。

ニキビができる原因は、結局のところ、次の2つに尽きます。

①皮脂の分泌が多いこと。

②毛穴が閉塞すること。

ひじょうに単純に見えますが、そうでもありません。①と②に至るには、これまたいろいろな要因があるからです。

①の皮脂の分泌が多くなるには、男性ホルモンが大きく影響しています。男性ホルモンの一つ、テストステロンは皮脂腺を活性化させる作用があるからですね。食生活やストレスでも皮脂の分泌を促します。そうはいっても、皮脂は悪者じゃありません。皮膚を保湿するという大切な役割とともに、皮膚の常在菌に栄養を与えて菌を保ったり、小傷の治りをよくしたり、という効果もあります。

一方、②の毛穴が閉塞するのも、男性ホルモンの影響があります。毛穴の出口付近の角質が分厚くなって異常角化の状態になると、毛穴がふさがってしまい、毛包内に皮脂が詰まるのです。

ニキビができやすい場所は、やはり皮脂腺が多いところ。特に思春期のニキビは、Tゾーンといわれる額と鼻に一番多く見られ、頬に広がっているケースも少なくありません。大人の男性は、口まわりやアゴのあたりにできるケースが多く見られます。ヒゲを剃ることも関係しているからでしょう。

顔だけでなく、体にもニキビはよくできます。特に多いのが、胸や背中。意外なところでは、お尻も多いんですね。これは、ニキビができる原因2つに加えて、衣類によるスレやムレがあるから。汗をかいて高温多湿の状態にあると、毛穴は詰まりやすくなり、菌も繁殖しやすいのです。

さて、暑い季節にニキビができやすいという理由に戻ると……。

一つには、そう、お分かりの通り、皮脂の分泌が多くなることですね。顔がアブラっぽくなるのも、同じく毛包から皮脂が過剰に分泌されるせい。

それから、高温多湿の環境ではニキビ菌などの原因菌が増殖しやすいことも、理由の一つ。ニキビの原因菌というのは、ニキビ菌が約9割、その

ニキビができやすい部位

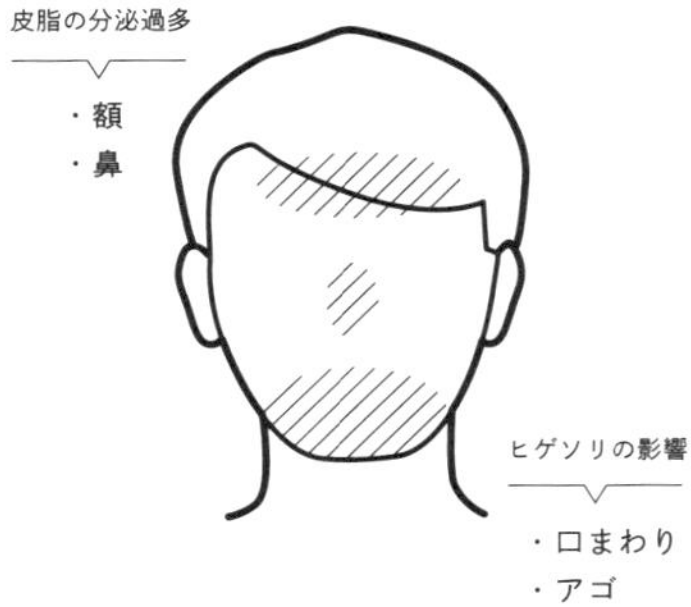

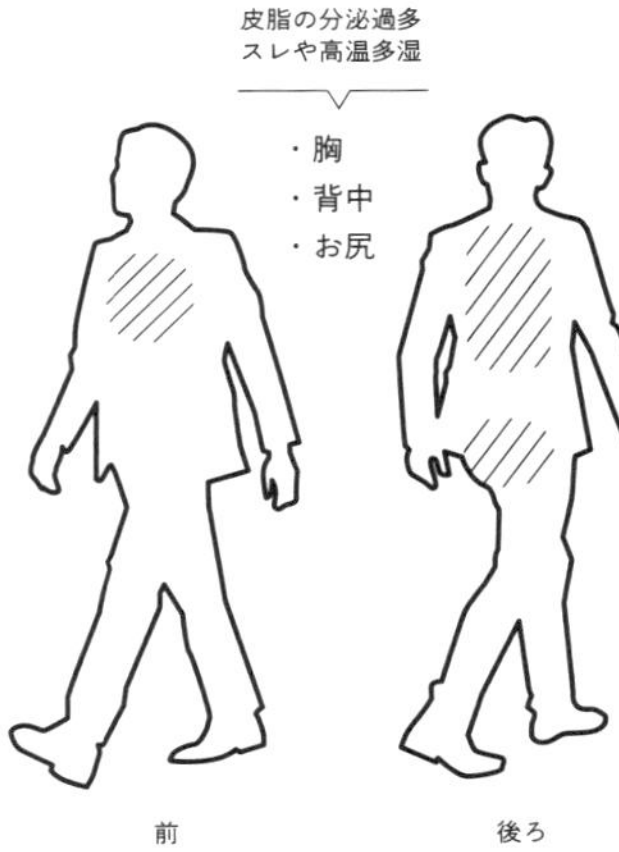

他に黄色ブドウ球菌やマラセチア菌、その他の雑菌。もともと皮膚や毛穴に存在する常在菌なのですが、数が増えると炎症を引き起こしてしまうのです。

皮脂が多く分泌されやすい夏はもちろん、ニキビはいつでもできる可能性があります。どのような仕組みでニキビができていくのか、次項で説明しましょう。

5-3 白？ 黒？ 赤？ 黄？

ニキビ。吹き出物。大人のニキビ。アクネ。

いろいろな表現がありますが、それぞれの定義は曖昧というのがホントのところ。医学的な病名としては、どれも同じ「尋常性痤瘡（じんじょうせいざそう）」。ただ、メディアや医師などによっては、分かりやすくするために、思春期のニキビに対して、20代以降のニキビを「大人のニキビ」などとしていることもあるようですね。その背景としては、発症の原因やメカニズムに多少の違いがあるから。そういう意味では、分けて考えてもいいかもしれません。

では、思春期のニキビ、いわゆる一般的なニキビについて、発症してからどのように進行していくのか見てみましょう。

ニキビ発症プロセス

1

皮脂の分泌が増える。

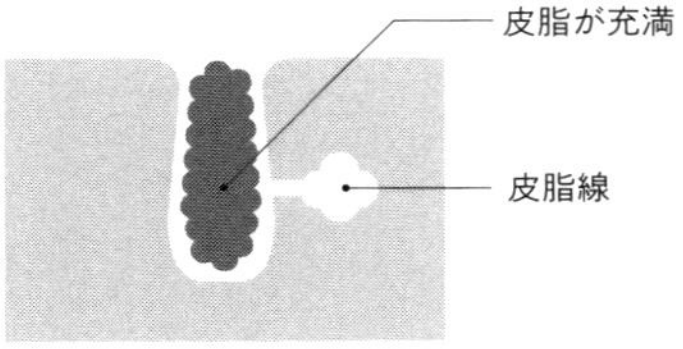

2

毛穴の出口付近の角質が分厚くなる
異常角化となり、
皮脂が外に出にくくなる。

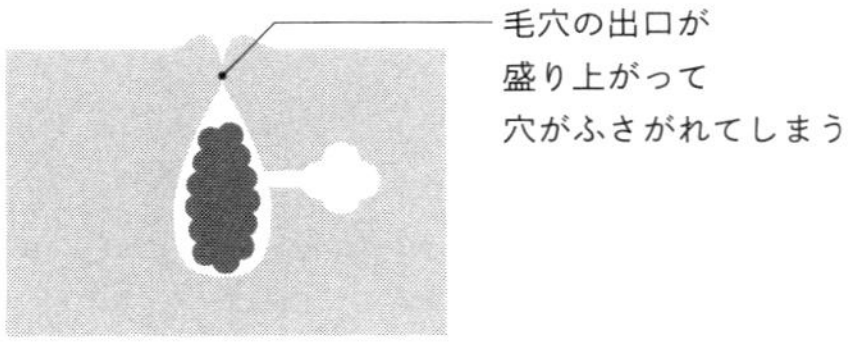

3

毛包に皮脂が溜まって毛穴が盛り上がり、
白ニキビ（非炎症性丘疹）になる。

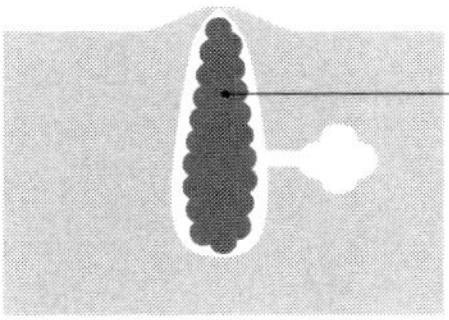
毛穴がふさがり
皮脂が出られなくなり、
盛り上がって白ニキビに

4

白ニキビにニキビ菌などが感染して
炎症を起こすと、
赤ニキビ（炎症性丘疹）になる。

4'

皮脂が詰まって毛穴が押し広げられ、
皮脂が酸化すると**黒ニキビ**になる。

5

赤ニキビが悪化して化膿すると、
黄ニキビ（膿疱性痤瘡）になる。

6

そのまま放置すると、
やがて**ニキビ痕**（瘢痕）になる。

●ニキビの種類

【白ニキビ】

毛包に皮脂や角質が溜まって、毛穴が盛り上がっている状態。3〜4日で自然に治ることもありますが、大きくなると数週間〜数ヵ月治らないことも。

【黒ニキビ】

毛穴が開いているものの古い角質が除去されず、皮脂や汚れが毛包に蓄積されている状態。毛穴の出口付近の皮脂が酸化しているため、ニキビ中央が黒く見えます。

【赤ニキビ】

毛包に皮脂が溜まり、ニキビ菌などが感染・増殖して炎症が起こった状態。押すと軽度の痛みを感じます。

【黄ニキビ】

赤ニキビの炎症がさらに悪化して化膿した状態。このままにしていると毛包壁が破壊されて膿が周囲の組織に漏れ出します。

大人のニキビという言い方もする20代以降のニキビは、思春期のニキビよりも原因が複雑です。ヒゲソリ、タバコ、ストレス、化粧品、乾燥など、様々な要素が複雑に絡み合っているからです。

それに加えて、肌の状態もいろいろ。思春期のニキビは皮脂の分泌過多でアブラっぽくなっているのに対して、大人のニキビの場合はアブラっぽいこともあれば、乾燥していることもあるのです。

「じゃぁ、どうして乾燥肌でもニキビができるの？」と疑問をもつかもしれませんね。

通常、皮膚の表面は角質層が石垣のように整っていて、外部からの刺激を跳ね返してくれます。一方、乾燥肌だと皮膚の表面が毛羽立っていて、石垣が崩れているような状態。だから、摩擦や化粧品などの外部刺激が内部に伝わって皮膚に炎症が起こり、毛穴の出口がむくんで狭まってしまうんですね。加えて、乾燥肌だと皮脂腺が頑張って皮脂をたくさん分泌しようとすることもあります。このようなメカニズムで皮脂が詰まってニキビができてしまう、というわけです。

いったんニキビができてしまうと、思春期のニキビとほぼ同じプロセスをたどって進行します。

思春期のニキビでも大人のニキビでも、ニキビがたくさんある場合は、白、黒、赤、黄など、いろいろな段階のニキビが混じっているのが一般的。また、同じところに繰り返しニキビができることもあり、皮膚自体が硬くなってしまっていることも。「朝起きたらニキビがたくさんできてた！」なんて、一晩でできちゃうこともあって、あの手、この手でニキビは私たちを苦しめる。いや、毛包が苦しんでいる、ともいえますね。

いずれにしても、思春期の心のように、単純だけど複雑なのがニキビなのであります。

5-4 「男ニキビ」に見られる傾向

約1500万人。これは何の数字だと思いますか？

国の人口で近いのは、オランダが約1700万人、カンボジアが約1400万人。都道府県であれば、東京都が約1400万人。

そして、日本国内でニキビに悩んでいる人の数が約1500万人（医薬品メーカーのガルデルマ社が2011年に調査し推定した数字）です。

こうやっていろいろな数字を並べてみると、あらためてニキビを発症している人の多さに驚かされます。実は、ニキビは、皮膚科の範囲内で最も多い悩みの一つ。なんと90％以上の人は、人生で一度は経験するといわれているんですね。それって、もう、ほとんど全員、ってくらいじゃないですか！（いや、違うけど……）きっと、みなさんも、これまで一度はニキビができた経験があるんじゃないでしょうか？　ということは、すでに毛包の苦しみを自分の苦しみとして体感しているんですね。

それだけ毛包内で炎症を起こすニキビは「よくある疾患」ということなので、「悩んでいるのはあなただけじゃないよ」とも言えます。が、「それだけ多くの人が苦しんでいる」とも言えるわけで、医師としては見過ごせない病気なのです。

ニキビを発症する人の年齢は、男性が10代から20代半ばくらい。ちょうどそのくらいの時期に男性ホルモンがワーッと劇的に分泌されるので、皮脂が過剰になりやすい。だからその年齢に集中しているんですね。

特に、シビアな状況になるのは、運動部の生徒・学生に多いかなという気がしています。運動をたくさんすることで、当然、皮脂や汗が通常より多く分泌されます。朝練で体を動かした後、洗顔もせずに授業に出たりして、まる一日過ごしちゃったりすると、はっきりいって、とんでもない衛生状態。毛穴に皮脂が詰まってしまうのも、うなずけるわけです。

もちろん、大人になってからもニキビができることはあります。ただ、男性の場合は、圧倒的に思春期のニキビが多いといえるでしょう。

女性も思春期には男性ホルモンの分泌が増えるので、男性と同じくその時期にニキビができやすくなります。ただ、女性のほうがホルモンの仕組みがもっと複雑であることや、化粧品などの他の影響もあって、20代、30代になっても「大人のニキビ」に悩まされることがあります。だから、ニキビを発症する年齢としては、女性の場合、10代から30代後半くらいまで。人によっては40歳を過ぎても、ポツリ、ポツリとニキビができることがあり、これは決して珍しいことではありません。

5-5 ヒゲソリとニキビの怪しい関係

顔を洗ってシェービングクリームを塗り、いつものシェーバーでヒゲを剃る。ジョリジョリ。頬、アゴ、鼻の下を剃り上げれば、さっぱり！ アフターシェーブローションを塗って肌を引き締めて終了。カンペキ！

ヒゲソリは、男性の日常で欠かせない朝のイベント。もう手慣れたものですよね。

でも、ここでひじょうに大事なことがあります。それは、シェーバーやカミソリのメンテナンス。シェーバーやカミソリといった器具には、アカ、皮脂、毛、シェービングクリームなどがついていて、雑菌が繁殖しやすいところ。剃るたびにきちんと洗浄して清潔にしておかないと、雑菌がウジャウジャいるシェーバーやカミソリで肌をゴシゴシこすることに。そうすると、ヒゲのある部位全体に、雑菌がどんどん飛び火していくのです！

もしニキビがあったりしたら、それは大変！ ニキビ菌が広がっていくことになるし、ヒゲソリで肌表面が傷つくようなことがあれば、そこに菌が入り込んで新たな炎症を引き起こすことも。

だから、どんなに急いでいても、どんなに面倒くさくても、シェーバーやカミソリは清潔に保っておかないといけないのです。

ニキビの予防や悪化防止のためには、これ以外にも日常生活におけるNGがいっぱい！　誰もがうっかりやってしまいがちなNGと、その理由を見ていきましょう。

NG！　ニキビをつぶす

これは絶対にダメ！　指先で押しつぶしても、炎症がひどくなるだけ。それが将来的にニキビ痕になる可能性も高いのです。それに、毛包内の皮脂や膿をすべて押し出せるわけではなく、その菌がまわりに散らばってしまう恐れもあります。昔は病院でニキビをつぶしていたこともあったし、今でも例外的につぶす処置をほどこすことはありますが、自分でやるのはNGです。

NG！　ニキビを隠すヘアスタイル

額のニキビを見せたくなくて、前髪を額に垂らしたヘアスタイルにしている人がいます。でも、毛先がニキビに触れると刺激を与えたり、毛に付着した汚れや整髪料がついたりするのでよくありません。

ＮＧ！　スクラブ入り洗顔料で洗う

毛穴の中まできれいになるような気がするから、いいのかな、と思いがちですが、やめたほうがいいですね。ニキビに過度な刺激を与えてしまいます。

ＮＧ！　肌をこする、触る

顔を洗うときやローションを塗るときに肌をこすり過ぎると、毛穴の表面に炎症が起きて、むくむことがあります。そうすると毛穴の出口が狭まってしまい、皮脂が詰まってニキビの発生につながります。もちろん、触るのもＮＧ！　思いがけないところでは、頬杖も要注意。右に頬杖をつく人は右にばかりニキビができたりするんですね。枕も同じ。もしニキビの発生に左右差があれば、頬杖のクセがあったり、就寝時に片頬が枕に触っている可能性もありますよ。

ＮＧ！　運動後すぐに洗顔しない

これはダメです！　前項でも話した通り、運動後に洗顔しないでいるのは、ニキビができる大きな原因。運動したり汗をかいたら必ずすぐに洗顔を。できればシャワーなどで全身を清潔にするのがベターです。

NG！　顔の洗い過ぎ、すすぎ残し

通常の生活をしている人が1日5回もせっけんで洗顔するのは洗い過ぎ。ですが、10代〜20代前半の運動部の人なら、1日5回でもまぁそんなに悪くない。また、生え際やフェイスラインは洗い残し、すすぎ残しもありがちなので、丁寧に洗顔することも大切。でも、ゴシゴシこするのはNGです。

NG！　化粧品を長く使う

化粧品というと女性のものと思いがちですが、男性でもヒゲソリの前後にクリームやローションを使ったり、リップクリームやハンドクリームなどを使うことはあるでしょう。それらは古くなると雑菌が繁殖することがあるのです。特に最近は防腐剤フリーのものが増えていて、雑菌の温床になりがち。使い始めたら2ヵ月くらいを目安に使いきる、あるいは買い替えるほうがいいでしょう。

また、化粧品類を使う際は、ニキビができにくいという「ノンコメドジェニック処方」のものがおススメです。

NG！　睡眠不足

睡眠不足が続くと、男性ホルモンが過剰に分泌されたり、ホルモンバランスが乱れることがあり、ニキビができたり悪化したりすることがあります。また、皮膚のターンオーバー（新しい細胞が生まれて古い角質がはがれ落ちるサイクル）が乱れることでも、ニキビの発生・悪化につながります。

NG！　便秘

腸内細菌のバランスが乱れて悪玉菌が増えると、毒素が体内に入りやすくなって酸化ストレスが増し、ニキビができたり悪化するといわれています。もしかしたら、便秘になるとニキビができやすい、ということを経験的に知っている人もいるかもしれませんね。

NG！　ストレス過多

精神的なストレスによって皮脂の分泌が促されることが分かっています。そのため、ストレスが過剰になるとニキビができやすくなります。

NG！　過度な紫外線

紫外線にあたると肌は炎症を起こして毛穴をふさいだり、酸化した皮脂が毛穴を刺激して、ニキビを発生させることも。もともとニキビがある場合は、その症状が悪化することもあります。

注意！　喫煙

喫煙の習慣は、皮脂を酸化させて毛包に刺激を与えるので、ニキビなどの炎症の原因となります。また、副腎からの男性ホルモンの分泌を促すことも、ニキビの悪化に影響していると考えられます。ヘビースモーカーの人は、30代、40代になってもニキビが続くことがあり、ニキビ痕にもなりやすいようです。

注意！　マスク

マスクをしていると常に同じところがこすれてしまい、さらに、マスク内は蒸れているため、ニキビが発生しやすい環境に。すでにニキビができている人も、ニキビができやすい人も要注意です。

番外編　肥満の人はニキビが少ない

アメリカのある研究で、平均年齢がおよそ19歳の男女、計約60万人を対象に調査を行ったところ、太っている人ほどニキビが少ない、ということが分かったのだそうです。今後の研究にも注目です。

いかがでしたか？　分かってはいるけどやっちゃっていること、気づかないうちにやっちゃっていたかもしれないことがあったのでは？　ニキビを防ぐためには、いったんここで「これはNG！」と再認識してみるといいですね。

5-6 食事はニキビに影響する？　しない？

チョコレートを食べたらニキビができる。揚げ物を食べた翌日は、ニキビが増えている。

これって、もしかしたら『ニキビあるある』でしょうか？　似たような話はよく耳にするので、正しいことに違いないと思いがちですが、今のところ、食生活とニキビの関係を示した科学的なデータはないんですね。むしろ、否定的な見解のほうが多いくらい。意外に感じるでしょうか？

でも、参考になる事実があります。

食事が欧米化されていない地域においてはニキビが少ない、ということが分かっているのです。つまり、世界のどこかで、その地域に根付いた伝統的な生活を営んでいる人たちは、ニキビと縁が薄いんだ、と。さらには、そういう地域でも、食事が欧米化していくとともに、ニキビが増えていくというんですね。このことからすると、「欧米化された食生活がニキビに何らかの影響を与えているのではないか」という説が成り立つわけです。今はまだデータがありませんが、研究が進むと明らかになってくるかもしれません。

ただ、欧米のドクターの間で根強くいわれているのが、一つには、乳製品がニキビの原因になり得るのではないか、ということ。乳製品に含まれているタンパク質に「IGF-1」というホルモンに似た作用をするものがあり、ニキビに悪影響を与えているのではないかと考えているようです。

もう一つは、急速に血糖値を上げる食べ物がインスリンの過剰な放出を促すので、それがホルモンのバランスに影響を与えて、ニキビの原因になるのではないか、という意見。急速に血糖値を上げる食べ物としては、パンケーキなどの精製された炭水化物や精製された糖分などですね。

日本ではどちらの意見もあまり聞かないので、ドクターや研究者の間でも温度差はあるようです。

いずれにしても、現時点で、特定の食材がニキビに関係しているというデータはありません。が、冒頭で紹介した例のように、それぞれの人が「これを食べるとニキビができやすい」という個人的な経験則はあるかもしれませんね。もし自分でそういう認識があるならば、その食べ物は控えたほうがいいんじゃないかと思います。

「集団」としてデータでは示せないけど、「個人」としてはあり得る、と。

私の個人的な感覚でいうと、寝る前に甘いものやジャンクフードをたくさん食べると、ニキビができやすいんじゃないかな、と思ったりする次第です。科学的なデータは示せませんが……。

5-7

保険診療で90%のニキビは良くなる

ニキビは男性ホルモンが関係していることから、発症する人は女性より男性のほうが多いと思われます。ところが、病院へ行って受診するのは女性のほうが多いのが実情。

理由としては、女性のほうが肌のコンディションを気にする人が多いとか、親が女の子には皮膚科に行かせようとするとか、男の子は「まぁいいや」と思ってしまう人が多い、などが考えられるでしょう。そういう背景もあってか、ニキビは約90%の人が経験するといわれているのに、病院へ行って治療した人は全体の約12%程度。かなり少ないです……。

でも、ニキビ治療は格段に進歩しています。放っておいてはいけないものだし、我慢するものでもありません。ニキビを悪化させて毛包をイジメないためにも、少しでも早く病院へ行くことが大切です！

病院におけるニキビ治療は、塗り薬を中心にいろいろあります。保険適用内の標準治療だけで90%のニキビは良くなるほど十分な効果が得られています。

では、代表的な薬・治療を紹介しましょう。

●保険適用の治療

【アダパレン(ディフェリン)】

外用薬。

軽症〜重症のニキビに対して使用する塗り薬で、毛穴の出口付近の異常角化を抑えて、毛穴の詰まりを取り除くもの。治療効果とともに予防効果もあります。2008年に日本のニキビ治療薬として承認がおりて以来、ニキビの保険治療の中心となっています。

【過酸化ベンゾイル(ベピオ)】

外用薬。

軽症〜重症のニキビに対して使用する塗り薬で、ニキビ菌・表皮ブドウ球菌に対する抗菌作用と毛包の出口の過角化した角質を溶かす効果があります。これもニキビの保険治療でよく使われます。

【抗菌外用薬】

外用薬。

ナジフロキサシンクリームは、細菌のＤＮＡ複製を妨げることで殺菌効果を発揮。ニキビの原因菌であるニキビ菌やブドウ球菌などを殺菌します。

また、クリンダマイシンゲルは、細菌のタンパク質合成を阻害することで、ニキビ菌やブドウ球菌に対して抗菌力を発揮する成分です。

【抗生物質ミノマイシン】

内服薬。

細菌のタンパク質の合成を阻害することで増殖を抑え、抗菌・静菌的に作用するのでニキビに効果を発揮します。また、活性酸素の抑制などに関与して炎症を抑える作用も。長期服用しても耐性菌が生じにくいことも知られています。

【抗生物質ビブラマイシン】

内服薬。

ミノマイシンと同じく、抗菌・静菌作用と抗炎症作用があり、ニキビ治療に用いられます。

【抗生物質ロキシスロマイシン】

内服薬。

ニキビ菌に対する抗菌作用があり、細菌のタンパク質合成を阻害することで増殖を抑えます。

【ビタミン剤】

内服薬。

ニキビに対して強力な効果を発揮するわけではありませんが、治療の補助として使用することがあります。主に、ビタミンA、ビタミンB2、ビタミンB6、ビタミンC、ビタミンE。

【漢方薬】

内服薬。

炎症のないニキビ、炎症のあるニキビなどにより、適した漢方薬を選択します。ただし、漢方薬は人によって合う・合わないがあります。

●自由診療

重症型のニキビや大人のニキビなど、通常の保険診療だけでは治りくい場合に、自由診療によるニキビ治療の選択肢もあります。

【ケミカルピーリング】

肌表面の古い角質を取り除いて、肌の新陳代謝を促す治療。ニキビ治療では、毛穴に詰まった角栓を取り除いて詰まりを解消し、ニキビ菌を殺菌して、ニキビを改善させます。ニキビの他に、毛穴の引き締め効果や肌質改善、アンチエイジングなどにも効果があります。

【イオン導入】

肌表面にはバリア機能があり、薬剤や化粧品などを肌に塗っても有効成分が浸透しにくいため、微弱な電流を使って有効成分を肌の深部まで届けます。ケミカルピーリングとあわせて行うと、より効果が発揮できます。

【レーザー・フォト治療】

Nd:YAGレーザーは、ニキビ菌を殺菌するとともに、過剰にできた皮脂腺を破壊することでニキビを改善させます。また、フォト療法にはニキビ菌に効く波長の光があり、慢性的な炎症の原因になっている過剰な毛細血管を破壊する効果があるため、炎症を鎮めてニキビを鎮静化させる効果があります。

●ニキビ治療の具体例

ニキビは様々な種類があり、状態を見極めて適切な治療を選択することが重要です。具体的には、次のような治療を組み合わせるなどして進めていきます。

	保険診療	自由診療
白ニキビ	保湿剤 アダパレン(ディフェリン) 過酸化ベンゾイル	ケミカルピーリング
黒ニキビ	面皰圧出術 保湿剤 アダパレン(ディフェリン) 過酸化ベンゾイル	ケミカルピーリング
赤ニキビ	抗菌薬内服 抗菌薬外用 アダパレン(ディフェリン) 過酸化ベンゾイル 漢方薬	ケミカルピーリング レーザー治療 フォト治療
黄ニキビ	抗菌薬内服 抗菌薬外用 漢方薬	レーザー治療 フォト治療
最重症型ニキビ	抗菌薬内服 ステロイド内服 ステロイド局所注射 イソトレチノイン内服(海外例)	レーザー治療 フォト治療

5-8

大人になっても悩みは続く「ニキビ痕」

「ニキビは気になるけど、大人になれば治るだろう」

若い頃、ニキビにコンプレックスを抱いていたものの、こんなふうに自分を思いこませて放っておいていた人たちが、今、大変なことになっています。ニキビの炎症は確かに治ったものの、ニキビが姿を変えて、いまだに外見コンプレックスとして心に重くのしかかっている……。

そう、ニキビ痕です。

ごく軽症のニキビ痕だったり、言われないと分からないくらいのニキビ痕など、全体の印象に影響を与えない程度であれば、むしろ気にしすぎないほうがいいようにも思います。でも、ニキビ痕がかなり目立つような場合は、「気にするな」というほうがムズカシイこともあるでしょう。

「ニキビ痕をどうにかしたい」とクリニックを訪れる人は多く、もちろん男性も含まれます。男女比でいうと半々くらいでしょうか。でも、症状で見てみると、どちらかというと男性のほうが重度のニキビ痕に悩んでいる人が多い印象。おそらく、男性のほうが、ニキビが重症化しやすい傾向にあるから、と推測できます。

ニキビ痕の患者さんは、年齢的に若い世代と大人世代の大きく2つに分けられます。

若い世代の人は、ニキビがおさまった直後という時期。「ニキビはなくなったけど、痕になっちゃった」ということ。10代の若者の中には、「どうしよう」とひじょうに辛そうな表情で来院する人も少なくありません。

大人世代の人は、ニキビもニキビ痕もそれほど気にせず（気にしないように努めていた、という人もいますね）年齢を重ね、仕事やプライベートも順調にきていたのに、ふとした拍子にニキビ痕に目が吸い寄せられる。そして、「やっぱり気になるんだよね」と。表情からは、そこまで深刻そうに見えないことが多いのですが、「何とかなるものなら、何とかしたい」という想いがある。

本章の最初の項で、「日本において今のようなニキビ治療ができるようになったのは2008年のことだった」とお話ししました。だから、それ以前にニキビができてしまった人たちは、適切な治療をほとんど受けられなかったんですね。その世代の人たちが、消えないニキビ痕に困り果てているようです。そういう意味では、思春期の頃にニキビ治療をしっかり受けている人が増えれば、将来的に、ニキビ痕で悩む人は減ってくるかもしれませんね。そうなればいいなと願いつつ、ニキビ治療にも、ニキビ痕の治療にも取り組んでいます。

5-9 ニキビを甘く見てはいけなかった！

ニキビになったとしても、ニキビ痕になる場合と、ニキビ痕にならない場合があります。

「そんなことといったって、先々のことなんて分からないじゃないか！」と思うかもしれませんね。

確かに、占い師か霊能者でもない限り、将来のことは誰にも分かりません。ただ、ニキビ痕になるかどうかは、次の3つがカギになります。

①ニキビの重症度
②ニキビの持続期間
③体質

ニキビの炎症があると、シミのもとになるメラニンをつくる細胞が活発になり、メラニンがつくり出されて色素沈着を起こすことがあります。これもニキビ痕の一つです。

またニキビの赤みがそのまま血管拡張として持続することもしばしば見られます。

その炎症がひどかったり、同じ場所で繰り返したり、あるいは慢性的な炎症が長く続くと、ニキビ痕も重度なものになります。長さだけで一概にはいえませんが、1年以上放置してしまうと、ニキビ痕になりやすいといえるでしょう。実際に、ニキビ痕のない人はニキビを発症して1年以内に医療機関を受診しており、ニキビ痕がある人はそれ以上放置している場合が多い、というデータがあります。治療しないと正常な組織が破壊されて毛包が壊れてしまったり、よけいな組織がつくられてしまったりするからです。

通常であれば、組織が損傷しても修復されますが、修復される前に新たなニキビが作られたり、ダメージが大きすぎる場合には、破壊された組織がもとに戻らなかったり、瘢痕組織という傷ついた組織がつくられてしまう。そうすると、肌表面が盛り上がったり、逆に凹んだりして、見た目にも影響するニキビ痕になってしまうのです。

また、ふだんから傷痕が消えにくい、あるいはもとの傷より大きくなるといった体質の人は、ケロイド体質の可能性があり、ニキビが痕として残りやすい傾向があります。

たとえば、みなさんは蚊に刺されたら、その部位はどうなりますか？　かゆみや赤みは一時的なもので、やがて消えてしまうことが多いでしょう。でも、中には刺された痕がひどくなってケロイド（傷痕などが赤く盛り上がる症状で、もとの傷より大きな痕になることもある）を発症する人もいるのです。日本人は真性ケロイドの人が全体の約10％いるといわれているので、ひどいニキビ痕で悩んでいる人は関係している可能性もあります。

逆にいうと、ニキビが軽度で、短い期間でおさまれば、ニキビ痕になる可能性は低くなります。ニキビは自然に治る場合もありますが、運を天に任せるのではなく、病院へ行って治療するのが確実な方法です。

痕に残らないケースがあるとはいえ、やっぱりニキビはきちんと治療するべき！　それも「重症化する前に」「長引く前に」。そうしないと毛包が壊れてしまって、あとあと大変なことになってしまうかもしれないのです。大人になってから「ニキビを甘く見てはいけなかった！」と後悔しないで済むように、ニキビができたら何よりも大事なのは病院へ行くこと。ニキビをナメてはいけないのです！

ただ、すでにニキビ痕ができてしまった人も、諦める必要はありません！　病院へ相談に行きましょう。

5-10
自然に消える痕 VS 手ゴワイ痕

朝起きて鏡を見たら、顔にシーツの跡がついていた。まいったなぁ。

その後、出勤前にヒゲを剃ったら、アゴを傷つけてしまった。まいったなぁ。

この2つは同じ「まいったなぁ」ですが、ちょっと違う。というのも、シーツの跡はすぐに消えるからあまり気にしなくていいけど、アゴの傷はすぐに消えないから、人にも見られるし、自分としてもしばらく憂うつな思いにかられてしまう……。

そう、跡・傷の持続期間が違うことと、精神的なダメージの度合いにも違いがあるんじゃないかと思うんですね。

ニキビ痕は、シーツの跡よりも、ヒゲソリの傷よりももっとスパンが長いもの。見た目もシビアだったりすると、精神的なダメージもずっと大きくなるでしょう。ニキビを発症した後、ニキビ痕として残る場合と、ニキビ痕にならない場合があることを前項でお話ししましたが、ニキビ痕の中にもいくつか種類があって、時間が経てば消えるものもあれば、かなり深刻なケースもあります。

具体的にはどんなニキビ痕があるのでしょうか。種類別に見てみましょう。

●自然に消える痕

【赤みのあるニキビ痕】

ニキビの後にできる赤みには、急性炎症と慢性炎症があります。

急性炎症の場合、毛細血管の透過性が高まっていたり、血管が拡張していることが原因。4週間ほどで自然に消えることがほとんどです。慢性炎症は、ニキビが治る過程で新生血管がつくられることが原因。数ヵ月〜1年くらいで消える場合が多いのですが、数年以上にわたって赤みが残ることもあります。

【黒ずみになったニキビ痕】

炎症を伴うニキビができたときに、シミのもとになるメラニンがつくり出され、ニキビがおさまってからも黒ずんだような色が残ることがあります。医学的には炎症後色素沈着といいます。治療をしなくても半年くらいで自然に消えることがほとんどです。

●手ゴワイ痕

【盛り上がったニキビ痕】

ニキビで損傷した毛包の周辺組織が修復していく過程で、過剰に瘢痕組織がつくられて、カタく盛り上がることがあります。カタイ瘢痕組織はコラーゲン。肥厚性瘢痕、あるいはケロイドと呼ばれる状態です。

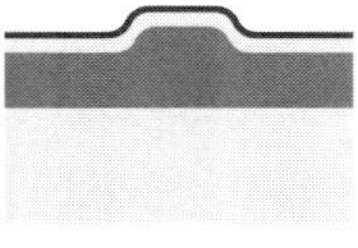

【クレーター状態のニキビ痕】

ニキビの炎症が肌の深部まで達したり、肌が再生する前に再びニキビの炎症が起こると、毛包の周辺組織が破壊されて瘢痕組織がつくられます。そのときに萎縮して肌が陥没してしまうのです。

医学的には、陥凹性瘢痕といい、ニキビ痕の状態によって、さらに3タイプに分類できます。

【ローリング型】

真皮から皮下組織にかけてできた瘢痕組織が皮膚を下に引っ張るために凹みが起こります。比較的広い範囲で、浅くなだらかに陥没しているのが特徴。肌表面が波打ったように見えたりします。

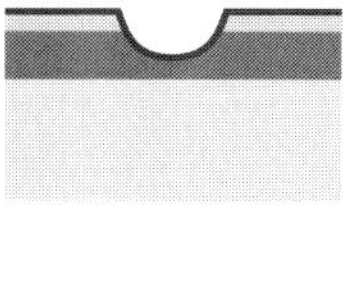

【アイスピック型】

開口部は小さい（直径2㎜未満）のですが、真皮深部または皮下組織にまで達するほどの深いV型をしているのが特徴。

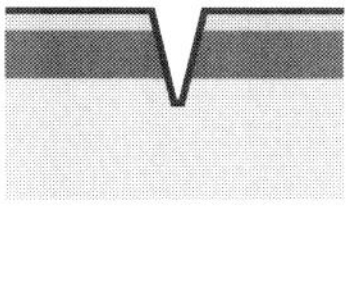

治療が難しいタイプとされています。

【ボックスカー型】

比較的大きく（直径1～4㎜）、陥没した底がフラットなU型をしているのが特徴。肌表面と陥没部分がはっきりしています。クレーター状態のニキビ痕としては、最も多いタイプです。

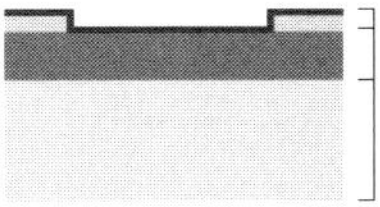

5-11

ニキビ痕も治療できる時代に

「時間が経てば消えるニキビ痕もある」

そういわれても、赤みや黒ずみが目立っていたりすると、やはり気になるもの。少しでも早く消したいと思うのも当然です。

また、完全に消すのはムズカシイとされる痕に対しても、「少しでもニキビ痕が目立たなくなれば」との思いを抱えている人もいるでしょう。肌や見た目への意識が高まるとともに、ニキビ痕を治療するニーズも高まりを見せる中、病院では様々な治療法を用意しています。

●ニキビ痕の治療

【フォト治療】

シミ、しわ、赤みなどを改善して肌全体のコンディションを高める治療。レーザーとは異なる特性の光（IPL）を用います。IPL、光治療などともいいます。特にニキビ痕の赤みに効果的です。

【レーザー治療】

赤み（ヘモグロビン）に反応しやすいダイレーザーを照射することで、過剰に作られた血管を消退させます。特にニキビ痕の赤みに効果的です。

【ピーリング】

弱い酸で皮膚の角質や表皮を化学的に溶かすことで、皮膚の再生を促進。メラニンがつくり出されるのを抑えて美白効果を発揮したり、コラーゲンがつくられるのを促してニキビ痕の陥凹を目立たなくする効果があります。欧米では、クレーター状態のニキビ痕の場合は、やや強いピーリング剤も使います。

【フィラー】

ヒアルロン酸やコラーゲンなどを注入して、凹んだ部分を下から盛り上げる方法です。

【炭酸ガスレーザー】

ニキビ痕をなだらかに削って目立たなくさせる方法。術者の高い技術が必要。何度か繰り返さないといけないこともあります。

【フラクショナルレーザー】

クレーター状態のニキビ痕治療で最もよく用いられる方法。マイクロビームにより微小な穴を無数に開けて真皮に熱を加え、皮膚を引き締めると同時にコラーゲンをつくるよう促して、凹凸を均一化させます。

【マイクロニードル（ダーマペン）】

微細な針が複数ついているダーマペンという機器を使い、ニキビ痕に押し当てることで小さな穴を開けて皮膚の再生を促します。

【マイクロニードルRF（イントラセル）】

ラジオ波を用いたフラクショナル治療で、微小な針を皮膚に刺して針先からラジオ波を流します。これによりコラーゲンがつくられるので、クレーター状態のニキビ痕に効果があります。針を刺してからラジオ派を流すので皮膚表面に火傷ができず、ダウンタイムが少ないのが特徴です。

【サブシジョン】

真皮と筋膜が癒着して皮膚を下に引っ張っている場合、特殊な針を使って癒着部分をはがすと、下に引っ張る力が解除され、同時に自然の創傷治癒の力が促されるので、傷が盛り上がってなめらかになります。何度か治療を繰り返さなければいけないケースもあります。

【切除して縫合（単純縫縮術）】

ニキビ痕を切除して縫い合わせる方法。短時間で終わる手術ですが、小さな傷跡は残ります。ニキビ痕より目立つ場合もありますので慎重に行う必要があります。

【パンチグラフト】

ニキビ痕を直径2㎜くらいの小さなパンチでくり抜いて、そこに耳たぶの裏などからとった同じ大きさの皮膚を埋め込む手術。一種の皮膚移植ですが、安全に行えるので、深いアイスピック型のニキビ痕に適しています。

ニキビ痕は種類や状態などが様々で、混在しているケースがほとんどです。そのため、医師と相談して、それぞれのケースに合った治療を選択したり組み合わせたりすることが重要です。治療例としては次のようなものがあります。

●赤みのあるニキビ痕の治療

自然に消える種類のニキビ痕ですが、長いと数年以上にわたって赤みが残るケースもあります。「早めになんとかしたい」という場合は、フォト治療や血管に反応しやすいレーザー、ビタミンCローションやトレチノインなどの付け薬が有効です。

●黒ずみになったニキビ痕の治療

黒ずんでしまった色素沈着のような痕も、やがて消えることがほとんどです。が、治療により早めたいという場合には、ハイドロキノンやトレチノインなどの付け薬、ケミカルピーリング、イオン導入、ビタミンC内服などが効果的。例外的に、レーザー、フォト治療が選択肢になることもあります。

●盛り上がったニキビ痕

盛り上がってカタくなっている部分はコラーゲンなので、ステロイドを局所注射することでコラーゲンがつくられるのをストップさせれば、盛り上がっていた部分は平らになります。

●クレーター状態のニキビ痕…ローリング型

凹んだ部分を盛り上げるということが治療の基本的な考え方。ただ、下に引っ張られる力を解除すると治りが良くなるので、数が少ない場合は深さに関わらずサブシジョンが有効だと考えられます。

▼浅い場合…マイクロニードル（ダーマペン）、マイクロニードルRF、フィラー、サブシジョン

▼深い場合…サブシジョン

●クレーター状態のニキビ痕…アイスピック型

奥に深いため、治療が最も難しいとされています。

▼数が少ない場合…切除して縫合する、パンチグラフト、皮膚移植、炭酸ガスレーザー

▼数が多い場合…フラクショナルレーザー、マイクロニードル（ダーマペン）、マイクロニードルRF（イントラセル）

トリクロロ酢酸ピーリングという方法もありますが、日本人には合わない治療と考えられるので、優先順位は低いでしょう。

●クレーター状態のニキビ痕…ボックスカー型

▼浅い場合…ケミカルピーリング、フラクショナルレーザー、マイクロニードル、マイクロニードルRF（イントラセル）、炭酸ガスレーザー

▼深い場合…サブシジョン、皮膚移植

クレーターの底面が瘢痕組織に置き換わってしまっていると、皮膚移植術が最も有効な選択肢になります。ただし、通常はいろいろな状態の痕がいくつも混在しているものなので、その場合はフラクショナルレーザーやマイクロニードルなどでコラーゲンをつくり出すように促し、それでも深いところにサブシジョンや皮膚移植を行うという方法がとられたりします。

2008年から日本でもニキビが保険適用範囲内で治療できるようになり、ニキビ痕の治療も研究が進んでいます。特に、赤み、黒ずみ、盛り上がったニキビ痕は治療がほぼ可能といってもいいほど。現代の医学においても治療がムズカシイとされるクレーター状態のニキビ痕でも、ある程度、改善できるようになってきました。

これまでニキビ痕は仕方がないと諦めていた人も、ニキビ痕があるために外見にコンプレックス

がある人も、まずは医師に相談してみてはいかがでしょうか。ニキビ痕が少しでも目立たなくなると、より明るく前向きな日々を送れるに違いありません。

第6章

汗・ニオイは、ほどほどがいい？

6-1

日本人に多汗症が多いのはなぜ？

夏の暑い時期、満員電車や混雑したエレベーターに乗るときに気になることは？

〝汗！〟

「駅まで急いで来たから思いっきり汗かいちゃった！　まわりの人にイヤがられないかなー」と、心配しちゃったりしませんか？　あるいは、逆のパターンも。「うわっ、汗ダラダラの人が乗ってきた！　こっちに来ないでー」と、これまた心配してしまうもの。なにかと汗は「気を使ったり」「気になったり」するシチュエーションが多いものなんですね。と同時に、みなさん、汗で苦労しているのかな、と思ってしまうわけです。

ここに興味深いデータがあります。厚生労働省の研究によると、日本人の中で手のひらの多汗症にかかっている人は全人口の約5・3％、ワキの下の多汗症は約5・7％。その他に足の裏の多汗症や全身の多汗症などの人もいるので、全体ではかなりの数であろうと思われます。

これは、他の国と比べるとかなり高い数字なんです。手のひらを例に挙げると、米国が約2・8％、中国が約4・36%。ね、低いですよね。

日本で多汗症の人がこれだけ多いのはなぜでしょうか? 一番の理由として考えられるのは、多汗症かどうかの基準は「自己申告」による部分が大きいということ。定量的な診断基準があるわけではなくて、「日常生活に困る」といった各自の判断がベースになっているんですね。そうすると、ほら、日本人って「人に迷惑をかけちゃいけない」と気にしたり、「人にどう見られているかな」と気にするところがあるじゃないですか。だから、結果的に、「自分は多汗症だ」と自己判断する人が多いのではないか、と。

とはいえ、日本人が気にしすぎるということが、原因のすべてとは考えられません。実際に、日常生活に支障をきたすほど深刻な人もいるからです。そういう重度の多汗症の人の中には、家族内発症が見られるとの報告もあるので、何らかの遺伝的な影響もあるのではないかとも思われます。

また、緊張や興奮などによって発汗を促す交感神経が優位になりやすい可能性もあります。「ドキドキして汗をかいちゃった」というくらいであれば通常の反応で、多汗症とまではいえないと思いますが。

日本で多汗症の人が多いのは、自己申告する人が多いということが指摘できます。ただ、遺伝的な要因や精神的な要因で汗をたくさんかく可能性もあります。いずれにしても正しく見極めて、適切な処置を行うことが大切なのではないでしょうか。

6-2 手のひら、足の裏によく汗をかく理由

問題です。

手のひらをよーく見てみてください。

手の甲やウデ、顔などと決定的に違う点があります。それは何でしょうか？

答え。毛穴がないこと。

人間の体にはほぼ全域にわたって約５００万個の毛包が散らばっています。でも、手のひらと足

の裏には毛穴がない。つまり、毛包がないんですね。ということは、毛が生えてこない、もちろん。さらに、同じ理由から、皮脂腺がないので、皮脂が分泌されない。つまり、手のひらにはアブラが出ないんですね。

なぜアブラが出ないかというと……。ちょっとオモシロイ説が唱えられています。かつてヒトがおサルさんだった時代、ヒョイヒョイと木を登っていたわけですが、手のひらにアブラがあったら、ツルッと滑ってしまいますよね。それはアブナイ。だから手のひらにはアブラが出ないほうがいい、ということで皮脂腺は存在しない。そういう大昔の名残ではないかと考えられているんです。

ただ、皮脂がないぶん、皮膚の表面を他の何かで保湿しなくてはなりません。手のひらの角質は顔などよりも厚く、十分に保湿するためにはそれなりにたくさんの水分が必要です。そこで、皮脂腺の代わりに汗を出すための汗腺が発達したのではないか、と。

汗に関しては、またオモシロイ見方もあります。おサルさんからヒトに進化する過程で発汗機能が発達したというのです。森から大地に出てきたヒトの祖先は、狩りなどで長時間走りまわるようになり、体の熱を効率的に下げるための仕組みが必要になった。それが、汗をかくことで熱を逃がすという機能だというんですね。この機能を獲得したことは、ヒトの脳の大型化にも貢献したとされます。脳は少しの熱にも弱いので、体内の熱を皮膚から逃がす仕組みが不可欠だったのです。他の哺乳類はほぼ全身が毛で覆われているのに、ヒトに関しては多くの密集した毛が退化していったのも、同じく進化の過程で必要なことだったといわれています。

足の裏も手のひらと同じく、木を登るにも地面を蹴って歩くにも皮脂があったら滑ってアブナイ、という大昔の名残で、皮脂腺がないと考えられます。その代わりに汗腺があるのも同じ。その数、手も足も1平方センチメートル当たり約700個ものエクリン汗腺があります。額は1平方センチメートル当たり約180個。いかに汗腺が多いかがわかりますよね。だから、手のひらや足の裏に汗をかくのは当然なんです。

すると、こんな疑問をもつ人もいるかもしれませんね。「スマホの画面がベタベタするんだけど、あれは手のアブラじゃなかったの？」

これは汗に含まれている成分が関係しています。尿素や乳酸、ナトリウム、カリウムなどの電解質による影響で、ベタベタした感触になるんですね。

手のひらや足の裏は汗をかくもの。とはいえ、極端に多く汗をかく人もいて、そういう場合は局所多汗症の可能性も考えられます。

6-3

暑くても、ヒヤリでも、辛くても、汗!!

「キンチョーした！　ワキ汗ハンパない！」
「こりゃ、手に汗握る展開だ！」
「さっきはビビった。冷や汗かいちゃったよ」

きっと誰でも経験していることですよね。汗をかくシチュエーションはいろいろありますが、これらは緊張や恐怖、ストレスを感じるなど、精神的な影響があったときの汗。「精神性発汗」と呼んだりします。大昔、ヒトが「すぐに敵から逃げなくてはいけない」という切迫した状況のときに、適度な湿り気を与えて手足のグリップを強くするための反応として発汗したとも考えられています。

精神性発汗は手のひらやワキの下など、限られた部位で発汗しますが、ほぼ全身から汗をダラダラかいてしまうシチュエーションもありますよね。そう、気温が高いときや運動したとき。これは体温調節のための「温熱性発汗」。

そうかと思えば、激辛料理を食べると、額や鼻の頭に大粒の汗をかいたりしませんか？　これは、味覚の刺激による「味覚性発汗」ですね。ただ、食べ終わると汗も出なくなります。気づいていましたか？

ジャマもの扱いされやすい汗ですが、汗にはれっきとした役割があります。主なものは次の３つです。

【体温を下げる】

最も重要な役割といっていいのがコレ。汗が蒸発するときに皮膚表面から熱を奪うことで、上昇した体温を下げます。体内に熱がこもってしまうと脳をはじめとする身体機能が働かなくなるので、生命維持のための重要な役割なのです。

【保湿する】

汗の成分は水がほとんどで、その割合は99％以上。他にも、尿素、尿酸、アンモニア、アミノ酸、グルコース、乳酸などが含まれています。その中の尿酸や乳酸などには保湿効果があるため、汗が皮膚表面を覆って潤わせる役割があります。

【菌バランスを整える】

汗には抗菌タンパクも含まれていて、雑菌の繁殖を抑える作用があります。と同時に、常在菌に栄養を与えて繁殖を助ける作用も。つまり、菌のバランスを適切に調節しているんですね。

手のひらや足の裏にはエクリン汗腺が分布していますが、汗腺には他にもアポクリン汗腺があります。この2つには異なる特徴があります。

【エクリン汗腺】
- ▼**分布部位**…体のほぼ全域。手のひら、足の裏、ワキの下に特に多い
- ▼**総数**…約300万個
- ▼**構造**…独立した器官。分泌部は真皮層から皮下組織に存在し、コイル状に巻いている
- ▼**汗の色**…透明
- ▼**発汗の理由**…体温調節、ストレスや緊張などの精神的な刺激、辛いものなどの味覚の刺激
- ▼**機能する時期**…ほぼ一生

【アポクリン汗腺】

▼**分布部位**…ワキの下、へその周囲、乳輪、陰部など、限られたところ

▼**構造**…毛包に結合した器官。分泌部はエクリン汗腺よりもやや深いところでコイル状に巻いた形状で存在。エクリン汗腺よりも大きい

▼**汗の色**…乳白色

▼**発汗の理由**…ストレスや緊張などの精神的な刺激、性的な情動

▼**由来**…哺乳類の芳香腺が退化したもの

▼**機能する時期**…思春期から壮年期後半

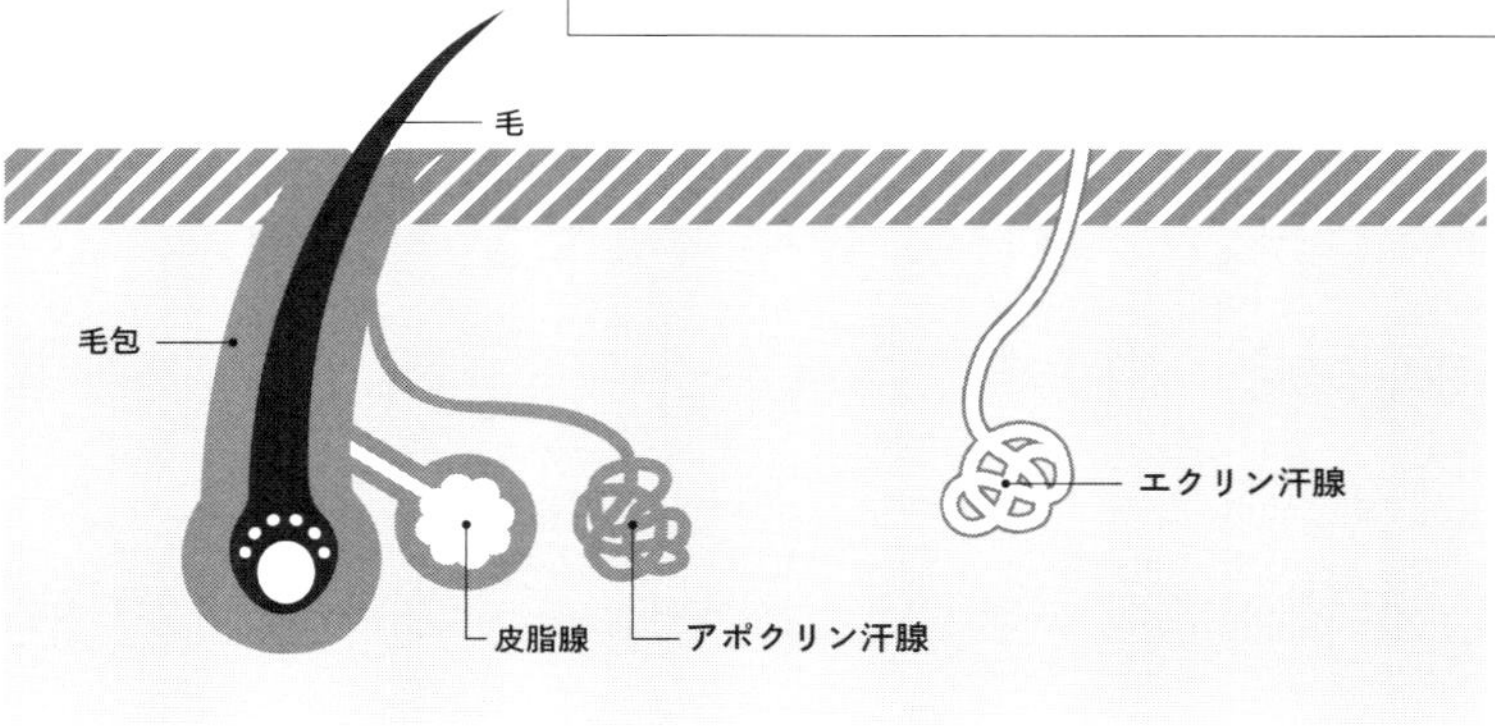

6-4

あなたの汗はサラリ？　ベタベタ？

散歩している犬を見ると、舌を出して「ハァハァ」と呼吸をしているのが分かります。犬のエクリン汗腺があるのは足の裏くらいなので、発汗によって体温調節ができないんですね。そのため、ハァハァと呼吸するパンディングによって舌や口の中の水分を蒸発させることで体温を下げているのです。

犬のように少々の汗をかく動物はいますが、人間のように体温調節ができるほど発汗できる動物はあまりいないよう。探してみたら……いました！　馬です。

馬は、人間と同じく全身に汗をかくことで体温調節をしています。全身が体毛で覆われていますが、汗が体毛にジャマされることなく表面に広がるので、蒸発するときに熱を奪う気化熱の作用がしっかり働くんです。競馬ファンや乗馬経験者の中には、「汗の状態で馬のコンディションを見極める」なんていう通の人もいるかもしれませんね。

そんな馬の発汗機能は人間と異なる点も多くて、なかなかオモシロいんですよ。たとえば、馬は全身に分布しているアポクリン汗腺から汗が出るとか、気温が高いことに対して発汗するのではなく、運動による体温上昇を抑えるために汗をかくとか。今回は、お馬さんの話ではないので、ここらへんでやめておきましょう。

さて、私たち人間の汗の話。

汗が出るメカニズムは、ちょっと複雑です。

ざっくりいうと、血管から血液の成分を受けとってろ過し、汗の成分だけを体外に放出する、ということになります。汗の原料は血液なんですね。

詳しく説明すると……。体温調節や精神的な影響などによって「汗を出せ」との命令が脳から出されると、自律神経の一つである交感神経の末端からアセチルコリンという神経伝達物質を分泌します。それが汗腺の受容体にくっつくと、血液内の血漿（赤血球などを取り除いた成分）から汗のもとをつくりだします。ここから汗腺の導管部を通る過程で、ミネラルなどを再吸収（ろ過）しながら皮膚の表面へたどり着き、最終的に汗として放出されるのです。

ここで問題となるのが再吸収する機能。分泌部でつくられた汗のもとを、再吸収が不十分なままジャンジャン出してしまうと、体に必要なミネラル（塩分）が大量に出ていってしまいます。

ふだんから汗をよくかいていて汗腺が鍛えられている人は、ミネラルを再吸収する機能が十分に働くので、水分の多いサラリとした汗をかきます。余分な成分が少ないので、蒸発しやすく、体温調節もスムーズ。弱酸性なので常在菌の繁殖も抑えられ、ニオイもそんなに発生しません。

ところが、汗腺を鍛えていない人は、ミネラルがそのまま汗とともに出てしまうので、ミネラルの濃度が濃くて、ベタベタした汗をかくことに。そうすると、不快なだけでなく、体に必要なミネラルが奪われてしまうので、慢性疲労や熱中症の原因になります。また、ミネラルが多い汗は蒸発しにくいので、体温調節がうまくできない、という事態を招くことも。さらに、アンモニアなどの

[ベタベタした汗]

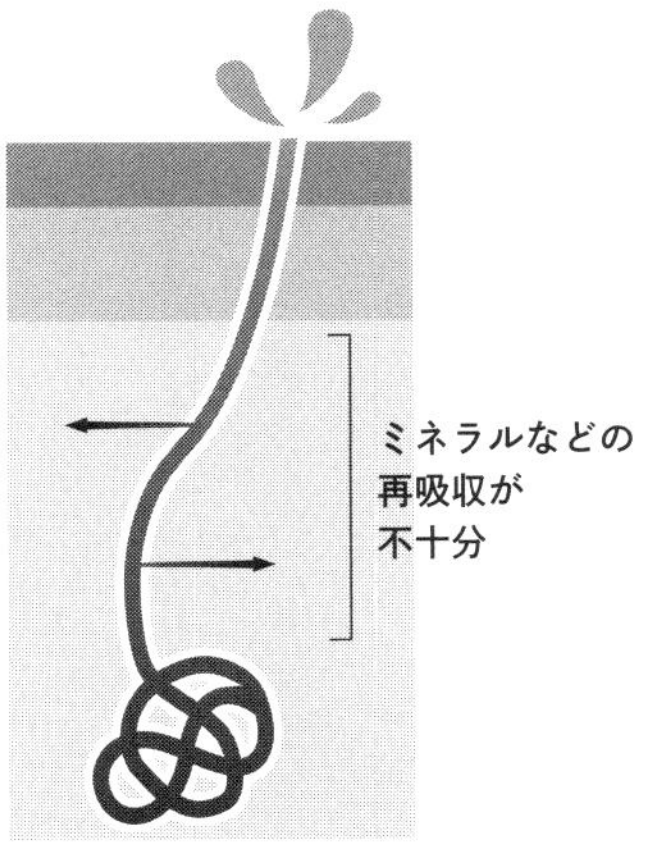

[サラリとした汗]

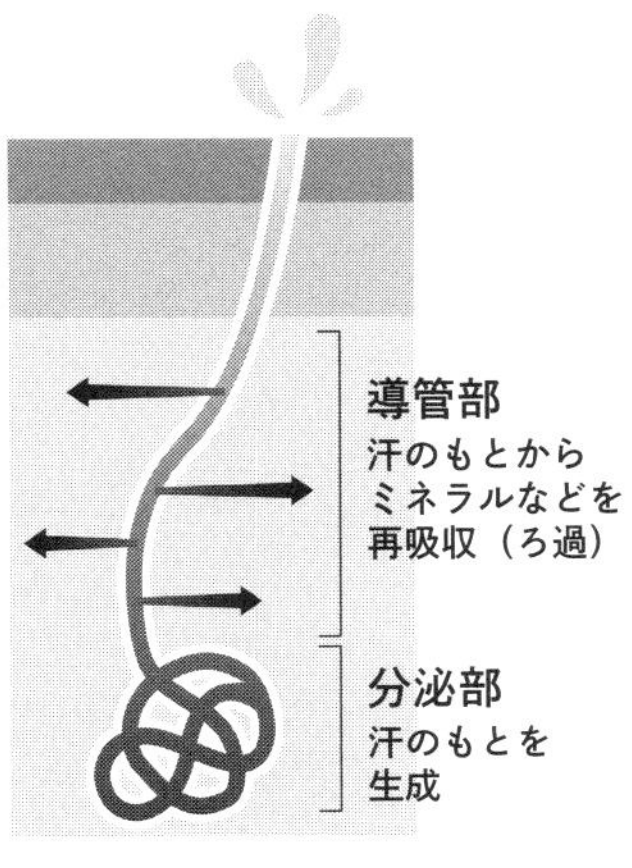

成分を含むので、皮膚表面の雑菌の繁殖を促してニオイが発生しやすくなります。

黒いTシャツを着ているときに汗をビッショリかくと、その汗が乾いたときにうっすら白いシミが広がっていることがありますよね。あれは、汗に含まれるミネラル（塩分）。塩分濃度の濃い汗をかいているといえるでしょう。


あなたの汗は、サラリとしていますか？　それともベタベタ？

体温調節ができてニオイも発生しにくいサラリとした汗をかくには、日頃から汗腺を鍛えておかなければなりません。それには、運動などをして「汗をかく」習慣をつくることが大切。汗をかかないようにするよりも、適度に汗をかくほうが、健康的で快適な毎日を送れるのです。

6-5 汗が多すぎても、少なすぎても注意

自慢じゃないけど、私はこう見えて暑さに強い人間です。もう、ホントに強い！ 40度の炎天下で散歩をしていても、ぜんぜん平気。まぁ、ちょっと苦しいけど、でも、普通の人よりはるかに平気。これはどうしてだろう？ と自分なりに考えてみたところ、育った環境によるものではないか、と思い至ったのです。小さい頃の我が家にはエアコンがなく、暑苦しい夏の夜でもエアコンなしで寝ていたんですね。だから、私の汗腺が鍛えられて、汗による体温調節がカンペキなんだ！ だから、暑さに強くなったんだ！ と。

といっても、科学的根拠はありません……。

発汗の機能を高めたり、さらりとした汗をかくには、ふだんから汗腺を鍛えていることが重要です。もちろん、エアコンのない部屋でムリに我慢するのは健康的ではありません。適度な運動などによって汗をかく、ということです。でも、そういう日常生活での努力のレベルを超えて、体温調節などの生理的反応の範囲も超えて、本当に治療が必要な人もいます。

●多汗症

汗に関する病気で代表的なのが「多汗症」。文字通り、汗が極端に多い症状です。重症例では、学校で試験を受けているときに、手のひらの汗で試験用紙が破れてしまって記入できないという人。また、足の裏の汗のせいで、靴の中がビショビショに濡れてしまうという人。ワキの下の汗があまりに多く出て困るという人もいます。

このように、特定の部位に汗が増える場合を「局所多汗症」と言います。症状がよく見られる部位は、手のひら、足の裏、ワキの下、頭部。発症する年齢は平均25歳で、12歳以下は少なく、高齢者も少ないとされています。

これに対して、全身の汗が増える「全身性多汗症」があります。

どちらの原因も、他の病気や薬剤の影響で発症する続発性と、原因が分からない原発性に分けられます。続発性多汗症の原因としては、次の表に挙げた病気などが隠れている可能性もあります。気になる人は「ただの汗っかき」として片づけず、病院へ行って医師に相談するといいでしょう。

●無汗症

一方、汗が出ない、あるいは極端に汗が少ない状態を「無汗症」と言います。通常だと、高温環境や運動などによって発汗するものですが、そういうシチュエーションでも発汗しない、あるいは発汗が少ないのです。完全に汗が出ないケースは、ひじょうに稀だといっていいでしょう。でも、汗の量が少ない人はけっこう多く、それによる疾患としてもっとも有名なのがアトピー性皮膚炎。皮膚に炎症があるから汗腺が閉塞して汗が出にくいのか、あるいは、汗が少ないから肌が乾燥してアトピーを発症しているのか、どちらが先かはいいきれないんです。実際のところ、どちらもあるので。

汗が出ないケースも、あるいは汗が少ないケースも、体温調節が適切にできないので、熱中症になりやすく、ひじょうにキケンです。病院へ行って受診することをおススメします。

全身性	薬剤性、薬物乱用、循環器疾患、呼吸不全、感染症、悪性腫瘍、内分泌・代謝疾患（甲状腺機能亢進症、低血糖、褐色細胞腫、末端肥大症、カルチノイド腫瘍）、神経学的疾患（パーキンソン病）
局所性	脳梗塞、末梢神経障害、中枢または末梢神経障害による無汗から起こる他部位での代償性発汗（脳梗塞、脊椎損傷、神経障害、Ross syndrome）、Frey症候群、gustatory sweating、エクリン母斑、不安障害、片側性局所性多汗（神経障害、腫瘍など）

続発性多汗症の原因

汗が原因で起きる病気は他にもあります。代表的なものを紹介しましょう。

●あせも

皮膚が蒸れることで皮膚のブドウ球菌の毒素により軽い炎症が起き、汗管（汗腺の導管部）が閉塞して、プチプチとした発疹ができる病気。かゆみを伴うこともあります。首元や手がプクプクとして深いしわがある乳幼児は、しわに汗が溜まりやすく、また免疫が弱いのでブドウ球菌が繁殖しやすく、その結果、汗管が詰まりやすく、あせもになりやすいといえます。

●金属アレルギー

金属のアクセサリーなどをしているときに、その金属に対してアレルギー反応が起きて炎症などを発症する疾患。汗で金属が溶け出して皮膚に吸収され、タンパク質を変性させるために、それに対してアレルギー反応が生じるのです。原因となる金属は、ニッケルが圧倒的に多く、クロム、コバルト、パラジウム、金などがあります。

金属というと、ネックレスや指輪などを思い浮かべますが、腕時計や手袋などの革製品も要注意。クロムは革のなめしに使われるので、革が皮膚に接触して金属アレルギーを起こすことがあるのです。金属じゃなくて革なので油断してしまいがちですが、ちょっと頭に入れておくといいかもしれません。

●汗疱（かんぽう）

手の指や足の裏などにできる小さな水ぶくれで、手湿疹の一種。汗が決定的な影響を与えているわけではありませんが、多汗症の人によく見られる症状なので、何らかの影響を与えている可能性はあります。かゆみを伴っていて、何度も繰り返して慢性化することもあります。

6-6 制汗剤からボトックス注射まで

ウォッシャブル、吸湿速乾、接触冷感、抗菌防臭、汗じみ防止……。

服の素材がどんどん進化していて、汗をかく時期にも快適に着られるものが増えています。嬉しいことですよね。そういう機能性素材の服で涼やかな着心地が可能になっても、やっぱり「服の中で流れ落ちる汗を少しでも食い止めたい！」というのが本音では？

汗をかく時期でも気持ちよく過ごすには、「顔や体を洗う」「こまめに着替える」といった「清潔」を第一に！　衛生的にしていると、自分も爽やかでいられるし、まわりからも好印象なはずです。手軽に取り入れられる対策でいえば、市販の制汗剤がおススメ。汗ケアとして定番なので、愛用している人も多いことでしょう。一定の効果が見られるので、汗が気になる人はまず活用してみてはどうでしょうか。

●日頃からできる汗対策

日常生活の中でカンタンにできる汗対策を整理すると、次の３つが挙げられます。

【清潔にすること】

まずは衛生面に気を配ることが大切。汗をかいて放置するのはNGです。基本は、よく洗うこと。夏場は毎日、入浴やシャワーで体を洗うのはもちろん、運動して汗をかいた後は、すぐに汗をきれいに洗い流すように。そうすることで、ニオイやニキビなど、汗以外のトラブル防止にもつながります。また、できれば下着や服をこまめに着替えたいところ。汗ビッショリの服を脱いで清潔な服を着ると、体も気持ちもすっきりすること間違いなしです！

【汗をかく習慣づくり】

同じ汗をかくとしても、サラリとした汗にするために、日頃から運動をして汗をかくことも重要。汗腺を鍛えておくということですね。

【制汗剤】

汗対策としてまず選択肢となるのが、制汗剤。汗の出口をふさぐことで汗を止めていると考えられますが、コレ、一定の効き目があります。重度の多汗症にはムズカシイですが、フツウに汗をかく程度であれば使ってみても。ただし、汗をかいてからではなく、汗をかく前に使うほうが効果的でしょう。人によってはかぶれることがあるので、その点は注意。

●病院で行う多汗症の治療

自分でできることには、どうしても限界があるもの。多汗症で悩んでいる人にとっては、清潔感キープなどはやりつつも、病院で治療してもらうのがベター。医療のどの分野でも、年々、研究や技術開発は進んでいて、最近はリスクの少ない方法を選択するようになってきています。多汗症治療も同じで、現在は、切らずに治療できるボトックス注射が有力。重症度や部位によっても効果などが異なるので、それぞれのケースにあわせて適切な治療法を選択することが大切ですが、病院でできる治療には次のようなものがあります。

【塩化アルミニウムの付け薬】

病院での治療でファーストチョイスとなる方法。塩化アルミニウムの成分が角質内の汗管と結合して、汗の出口をふさぐとされています。効果はあくまでも一時的なものなので、毎日使い続ける必要があります。本気で悩んでいる人にガッチリ効くというほどではなく、ちょっと悩んでいる人向き。

【イオントフォレーシス】

水道水を入れた容器に手や足を浸し、そこに弱い電流を流す治療法。汗を抑えるメカニズムははっきり分かっていませんが、水素イオンが汗の出口に働きかけて、汗を出にくくするのではないかといわれています。この治療を採用している病院もありますし、自宅でできる製品もあります。

【ボトックス注射】

汗をしっかり抑えるとしたら、今はコレが効果的といえるでしょう。交感神経と汗腺をつなぐ伝達物質アセチルコリンをブロックするので、ほとんど汗が出なくなります。効果の持続は個人差がありますが、4~9ヵ月くらい。軽症の人であれば1年に1回夏の前に治療を行い、重症の人は年に2回くらい行うことが多いですね。ただし、ボトックス注射で汗が止まるのは、エクリン汗腺の汗のみ。アポクリン汗腺は支配している神経が異なるので、ボトックス注射は効きません。

【抗コリン薬（飲み薬）】

抗コリン薬のプロバンサインという薬が多汗症の保険適用になっています。ドイツでは優位差があったという報告がありますが、日本人では十分なエビデンスがないのが現状。塩化アルミニウムの付け薬と同様に、軽症の人向きです。

【ミラドライ】

マイクロウェーブを照射して、アポクリン汗腺・エクリン汗腺を破壊する方法。皮膚を切らないので、手術のような傷跡が残らないことが大きな特徴です。

【交感神経切除術】

胸部の交感神経節を切る手術。最近では、ボトックス注射やレーザーが発達してきたこともあり、多汗症の治療としてはほとんど行われていません。

体が発するニオイのあれこれ

「うわっ！　この人、お酒のニオイがする……」
朝だというのに、お酒のニオイをさせている人がいたりします。きっと前の晩にしこたま飲んだのでしょう。飲むのはいいけど、翌日までニオイが残るとは！　自分も気をつけなきゃ、と思う瞬間でもあります。

お酒に含まれているアルコールは肝臓でアセトアルデヒドに分解され、その後、酢酸に分解されて血液により全身に運ばれます。そして、水と二酸化炭素に分解されて汗や尿、呼気となって排出されます。でも、アルコールが大量だったりすると分解が間に合わず、アセトアルデヒドが血中に溶け込み、汗と一緒にニオイが発散されてしまうのですね。口からも呼気としてお酒のニオイが出ているかもしれませんが、全身にある毛包からもニオイがにじみ出ちゃっているんです。

学術書に書かれている飲食物が由来のニオイとしては、お酒の他にニンニクもあります。まぁ、なんとなく想像通りでしょうか。ニンニクを切ったり咀嚼したときにアリシンという成分が出るのですが、それが体内に取り込まれたあと血液で運ばれて、毛包を経由し、体臭となって発散されてしまうんですね。体臭にも毛包が大きく絡んでいるわけです。

自分が発散するニオイは自分にとってニュートラルなので、自分では気づきにくかったりします。とはいえ、イヤなニオイはデリケートな問題なので、他人が指摘するのもムズカシイところ。実際、周囲の人が気づいていても、気づかないフリをしてしまっていることが多いのではないでしょうか。

「他人にイヤな思いをさせる前に気づきたい」とか「自分、気づけよ!」という場合もあれば、逆に、「あなた、何も臭いませんよ」という気にしすぎの人もいる。ニオイは本人にとっても、周囲の人にとっても悩ましいもののよう。

特に気になりやすいニオイというと、次のようなものがあります。

【ワキガ】

汗腺の一つ、アポクリン汗腺からは、脂質やタンパク質などを含んだ汗が分泌されますが、これが皮膚の常在菌で分解されると独特のニオイが発生します。そのため、アポクリン汗腺が多く分布するワキの下や陰部などは体臭が強いところ。思春期以降に男性ホルモンのアンドロゲンの分泌が増えることで、このような体臭がはっきりしてきます。中でも代表的な体臭がワキの下のニオイ、いわゆるワキガでしょう。アポクリン汗腺からは、精神的な緊張や性的な情動によっても汗が分泌されるので、避けられないものでもあります。

【足のニオイ】

靴を脱いだとたんにツーンとしたニオイが鼻をつく……。暑い日でも一日中、靴を履いている人は経験したことがあるかも？　あるいは、職場の誰かの足のニオイが漂ってきていたのかも？足の裏にはエクリン汗腺がたくさんあって汗をかきやすいので、靴の中は高温多湿の蒸れやすい環境。そのうえ、足は指と指がピタッとくっついているから、その間に雑菌が繁殖しやすくニオイの発生源になるんです。ニオイがしたら、水虫にも注意！

【加齢臭】

体臭でいうと、近年、よく耳にするようになったのが加齢臭。ニオイの原因となっているのはノネナールという物質。加齢に伴って増加する脂肪酸の一種が、大気中の酸素や皮膚の常在菌によって酸化・分解されて発生します。「加齢臭」という名前の通り、若年層ではノネナールの量が少ないのですが、40歳を過ぎた頃から増加。特に、皮脂の分泌量が多い時期は臭いが発生しやすくなります。

【口臭】

日本人は口臭のケアが甘いと感じます。「歯を磨いていればいい」と思っている人が多いのではないか、と。でも、これは注意が必要。他のニオイも同じですが、自分では気づきにくい上に、周囲の人は気づいても指摘しづらいので、そのまま放置されていることが多いんです。今後、ますます国際化していく中で、「日本人は口がクサイ」なんて評判がたつのは嬉しくないもの。歯科クリニックで定期的に検診してもらうなど、気を配るようにしたいところですね。

6-8 「汗クサイ」は間違っている!?

「自分は汗クサイんじゃないか?」

ダラダラと汗をかく季節になると、こんなふうに思ったりするものです。ニオイに気を配るのはいいことですね。が、汗自体は臭わない！　というのがホントのところ。

汗腺にはエクリン汗腺とアポクリン汗腺がありますが、どちらも皮膚表面に分泌されたときは無臭なのです！　ただ、汗に含まれているタンパク質が表皮の常在菌に分解されると、短鎖の脂肪酸が生じて、それがニオイのもとになる、というわけなんですね。このメカニズムは2種類の汗腺とも同じ。ただし、それぞれの汗に含まれている成分が異なるため、発せられるニオイも異なります。

エクリン汗腺は毛包から独立しているもの。体温調節が大きな目的であるため、ほとんどが水分という蒸発しやすい汗が分泌されます。分解されて発するニオイは、「酸っぱいニオイ」や「雑巾のようなニオイ」とも言われたりします。「汗クサイ」というのは、どちらかというと、このエクリン汗のほうかもしれません。

一方、アポクリン汗腺は、毛包に結合しているもの。アポクリン汗腺が多いか少ないか、大きいか小さいかは遺伝的な要因があり、個人差があります。前項でも登場しましたが、この汗が原因で発生するニオイが、いわゆる「ワキガ」。これが独特な強いニオイで、残り香も強いため、他人も強いニオイとして感じることがあり、自身の悩みにつながるケースが多いのです。医学的にも「腋臭症」という名前が付けられています。

じゃぁ、どんなニオイ？ と聞かれると、言葉で説明するのはちょっとムズカシイ。すえた汗のニオイとも、また違う。人によって「スパイスのようなニオイ」などと表現することもあります。実は、まだ経験の浅い研修医でも判断がつきにくいことがあるんです。いったんこのニオイを正しく認識してしまえば間違えようがないともいえるのですが。

患者さんの中には「ワキガだと思い込んでいる」という人もいます。自分のニオイって、自分では判断しにくいことが多いんですよね。以前、先輩の医師がワキガで悩んでいる患者さんの診断をする際、「次回は、前日に着たTシャツを洗わずに持ってきてください」といって、実際にニオイを確認していたことがありました。適切な治療をするためには、正しい判断が必要なのです。

「汗クサイ」と感じるのを防ぐには、汗が分解されてニオイを発する前に、あるいは、まわりに影響を及ぼすほどのニオイを発する前に、汗をこまめに拭いて清潔にするのがカンタンで効果的。また、汗対策（第6章6「制汗剤からボトックス注射まで」をご参照ください）を取り入れて、ニオイのもととなる汗を抑えることも有効です。

ワキの下に関していえば、一般的にエクリン汗腺とアポクリン汗腺が混在しているものなので、両方の汗がニオイにも影響しています。ワキガの治療もあります（第6章10「ワキガは程度問題。気になる人は皮膚科へ」をご参照ください）ので、汗対策をするとともに、特に気になる人は病院へ相談に行くといいのではないでしょうか。

6-9
体臭は誰かを惹きつけるフェロモン!?

「フェロモンを漂わせてるいい女（男）」「あの人、フェロモンを感じるよね」

主に異性を惹きつけるような魅力がある人のことを、こんなふうに表現することがあります。それも、ちょっとツヤっぽい意味合いを込めて。

フェロモンって、分かっているようで、実はよく分かっていない言葉だったりしませんか？ せっかくなので、科学的な説明をするとすれば……。ある生物から体外に分泌された後、同じ種類の他の個体に何らかの行動を起こさせる、あるいは生理的な影響を与える物質、とされています。

このことから、体内に分泌されて自身に作用する「ホルモン」とは区別されていることが分かりますね。そうはいっても、ヒトのフェロモンに関してはまだまだ分からないことが多く、推測の域を出ないものも含まれています。でも、一般にいわれていることとしては、アポクリン汗と体臭が関わっているということですね。エクリン汗は体温調節という大きな目的がありますが、アポクリン汗はそういった役割をもっていません。そうではなくて、もともとは「ニオイを発して異性を惹きつける」といったフェロモンのような役割を果たしていたと考えられているんですね。

というのも、動物としてのヒトは、遺伝的に離れているヒトと結婚するほうが、遺伝的に良い子孫を残せるということがあるとのことで、フェロモンを嗅ぎとって本能的に相性のいい相手を選びあっているという説が根強くあるのです。「そんな微妙なニオイをヒトの鼻が嗅ぎわけられるの？」って、かなり懐疑的なんですけどね。でも、ヒトはそれぞれ体臭が違うといわれているので、そのニオイ（フェロモン）の違いを感じとって、本能的に「好ましい」といった判断をしているのかもしれません。少なくとも大昔はフェロモンとして機能していたのでは？　と思う次第です。

フェロモンはヒトに限ったものではなく、虫や他の動物でも見られます。むしろ、虫などの無脊椎動物での研究のほうがずっと進んでいるようですね。どんな作用をするフェロモンがあるのか、興味深い例をいくつか挙げてみましょう。

【女王フェロモン】

ミツバチの世界で、女王バチから働きバチに作用しているフェロモン。これにより、巣作りや養育、エサ取りなど、働きバチたちはせっせと働いているんですね。

【警報フェロモン】

ミツバチ、シロアリ、アブラムシのように集団で生活する虫の多くに見られるフェロモン。仲間に危険を知らせて素早い逃避や攻撃を起こさせるため、拡散速度が速く、有効距離や有効時間は短いとされます。哺乳類でも警報を知らせるためにフェロモンを放出することが知られていて、たとえば、ラットはキケンな状況になるとこのフェロモンを出し、それを受けて他の個体が逃げるといいます。

【道しるべフェロモン】

たくさんのアリが長い行列をつくってエサを採りに行く。きっと多くの人が見たことのある光景ですよね。これは、1匹のアリがエサを見つけたとき、その道のりにフェロモンを残すことで他のアリにも追随するように促すためのもの。アリに限らず、集団を形成する虫に多いよう。

【雄効果】

季節繁殖するヤギやヒツジなどの動物は、非繁殖期となると雌の生殖腺は休止状態になります。でも、この時期に成熟した雄を雌の群れに入れると、雌の卵巣の活動が活発になって発情周期がくるんですね。雌の嗅覚を遮断するとこの効果はなくなることや、雄から刈り取った毛だけでも効果があることなどから、雄のフェロモンだということが分かったのです。

【縄張り行動】

食べ物や生殖などのために、縄張りを保持しようとする動物は多いようです。その縄張りを維持するために利用される成分が、尿や糞に含まれるニオイ物質だといわれています。犬が電柱などに尿をかけるマーキングも、縄張り行動に関連しています。

【母性フェロモン】

哺乳類に見られる特有のもの。母親の乳頭輪の周囲からこのフェロモンが放出されているために、生まれてすぐでも母親の乳首を探し当てられるのですね。子供に安心感を与える効果もあるのだそうです。

6-10

ワキガは程度問題。気になる人は皮膚科へ

ニオイが強い・弱いや、アポクリン汗腺の多い・少ないなど、同じニオイに関しても個人差があるもの。ワキガの症状も人によってかなり差があります。中には、何も臭わないのに「自分はクサいと思われている」と思い込む「自己臭症」の人もいて、その思いが強くなって引きこもりになってしまうケースも。ニオイは程度問題だということもあるので、自分一人で思い悩まず、医師に相談することをおススメします。

ワキガの治療は多汗症の治療と重なる部分も多いのですが、具体的な対策と治療法を紹介しましょう。

【汗の影響を抑える】

なるべく早く汗を拭きとって清潔に保ったり、制汗剤を使って汗の分泌自体を抑えましょう。これにより、汗が分解されてニオイが発生するのを防げます。汗をかいたまま放置すると、どうしてもニオイは発生しやすくなります。

【レーザー脱毛】

毛に反応して熱が毛包に伝わるレーザー脱毛は、毛包を破壊するもの。汗腺や皮脂腺は破壊できないので、ダイレクトにアポクリン汗を減らせるわけではありませんが、毛がなくなると汗が溜まらなくなり、雑菌も減って衛生上よくなるので、ニオイを軽減する効果があります。

【ボトックス注射】

多汗症に効果のあるボトックス注射ですが、抑えられるのはエクリン汗だけなので、アポクリン汗が原因のワキガにダイレクトに効くわけではありません。でも、汗の総量が減るとニオイを軽減することができるので、これも一つの方法になり得るでしょう。

【ミラドライ】

マイクロウェーブをワキの下に照射して、アポクリン汗腺・エクリン汗腺を破壊する治療。汗もニオイも抑えることが可能です。手術ではないので皮膚を切らずに済み、傷が残らず、長期間効果が続くので、リスクが少ない有効的な方法といえます。

【皮弁術】

ワキの下1~2カ所を切開し、アポクリン汗腺を目で確認しながら切除する方法。効果は高く、保険適用の範囲内の治療になります。ただし、ドクターの技術が結果に影響することがあり、また、傷跡が残る可能性があります。

【皮膚有毛部切除術】

ワキの下で毛が生えている部分の皮膚を取り除く方法。毛包のある皮膚を除去してしまうので、アポクリン汗腺もなくなり、ニオイも発生しなくなります。ただし、皮膚を広範囲にわたって切除した後、皮膚を引きよせて縫合するため、傷跡がかなり目立つ恐れがあります。

column

文化的な違いもある「ニオイ問題」

アポクリン汗腺から分泌される汗が原因の「腋臭症（ワキガ）」。エクリン汗腺との違いやニオイが発生するメカニズムは紹介しましたが、実際にどれくらいの人が腋臭症で悩んでいるかは、まだ言及していませんでしたね。割合でいうと、日本人全体のおよそ10％。みなさんの感覚からいって、「もっと少ないんじゃない」と思うでしょうか。あるいは「もっと多いのでは」と？

この日本の現状が多いか少ないか、なかなか興味深いデータがあります。

実は、国によって腋臭症の人の割合に違いがあるんです。日本では10％ほどですが、同じくらいの割合なのが中国と韓国の東アジア地域。ところが、欧米やアフリカ諸国はずっと多い。ほぼ全員という国もあるくらいなんですね。そうなってくると、これは病気といっていいのかどうか……と。

英語の論文を調べるとますます興味深くてですね。世界の国々では、ニオイがするのは当たり前だから基本的に問題ない、という捉え方なんです。いってみれば、ごくフツウの生理的現象というわけ。ところが、東アジアは10％と少数派なので、問題として扱われている。だから、東アジアの国々では、このニオイを病気だと診断されることが多いみたいだ、といっているんです。日本人からすると、ちょっと驚いてしまいますが、海外諸国から見ると、日本の状況のほうがレアなので、不思議に見えるということでしょうか。

これから国際化の時代に向けて、これをどう受け止めればいいのか。世界の視点からすると、東アジア人のニオイに対する嫌悪感を、少し奇異に感じているのかもしれません。だから、あまり気にしすぎないでいいのかもしれないと思ったり、でも日本国内においては少数派だから、やっぱり気になるよねと思ったり。悩ましいところです。

もし気になるようであれば医師に相談すればいいのだから、あまりコンプレックスとして抱え込まなくていいと思います。文化的背景を探ってみて、そんなことを考えた次第です。

エピローグ

毛包、異性、男性ホルモンの三角関係

先日、ある紳士と会合で会ったときの話。その人はビジネスでも成功している著名人なのですが、ひょんな話の流れから悩みを打ち明けてくれたんです、「娘さんに嫌われている」と。その理由というのが、「ハゲだから」「クサイから」ということのようなんですね。

よくある話だと片づけることもできるけど、実際のところ、本人は「本当にショック」と言っていた。かなり傷ついている様子だったんです。そのとき、どんな人でも人間関係の悩みを持っているものなんだな、と思った次第です。同じ男性として感じるところもあったし、薄毛やニオイという皮膚科・美容皮膚科に関連していることもあって、とても強く心に残りました。

薄毛、ニキビ、ニオイなど、毛包が生み出す悩みの多くは、本書でお話ししてきた通り、男性ホルモンの影響を強烈に受けています。男性ホルモンというのは、だいたい思春期から分泌が盛んになり、20代をピークに徐々に減っていき、男性の場合、70代以降はかなり数値が低下します。

ここで興味深いのが、【男性ホルモン】【異性関係の悩み】【毛包まわりのコンプレックス】の3つの関係。

男性ホルモンが分泌される思春期の頃から、ニキビや体毛など毛包まわりの悩みが出現してきます。同じく思春期から異性に興味を持ち始め、異性関係の悩みも出てくるようになりますよね。

そして、70代以降は、どちらもグッと影を潜めてしまう。つまり、この2つは男性ホルモンに影響されているのです。もう、男性ホルモンに翻弄され、支配されているといってもいい。

ただし、この【異性関係の悩み】と【毛包まわりのコンプレックス】の2つの間には何の関わりもありません。それなのに、異性関係がうまくいかないと、なぜか毛包に関わるコンプレックスに

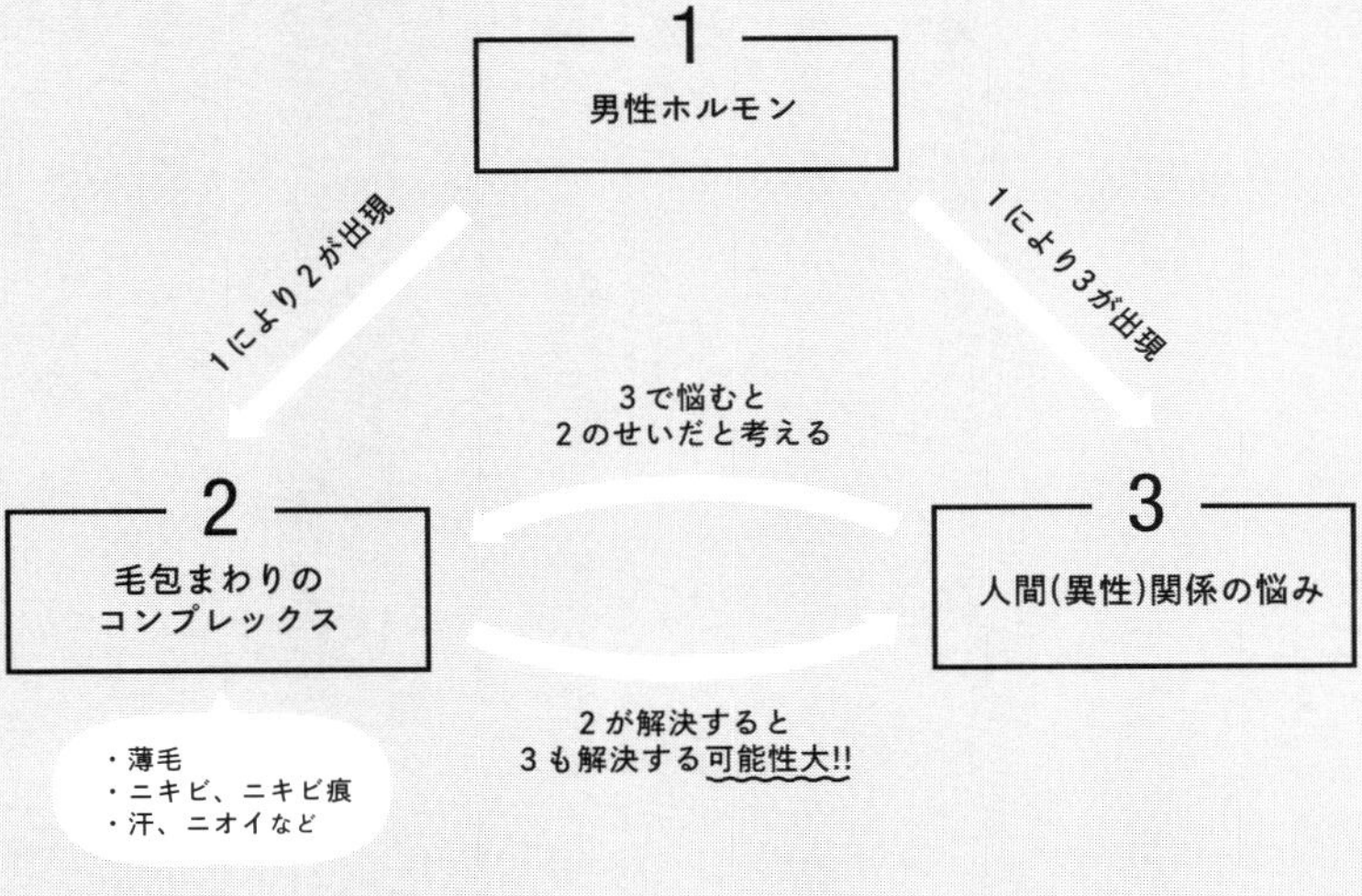

原因を求めようとする傾向がある。たとえば、「女性（娘）に避けられるのは、薄毛だからだ」「髪がふさふさだったら、恋愛がうまくいくのに」「ニキビがなければもっと積極的に話せるのに」といった具合。

これが不思議だなと思うんですよね。男性ホルモンつながりではあるけど、直接は関係ない。でも、異性関係で悩むと毛包に目が向いちゃうんです（ここでいう「異性関係の悩み」は、恋愛対象となりうる女性はもちろん、娘さんのように恋愛感情をはさまない女性も含まれるところが、また興味深いですね。お父さんにとっては、息子の目ではなく、やっぱり娘の目が気になるもののようです）。

ということは、毛包に関わるコンプレックスを解消すれば、異性関係の悩みも解消される可能性がある、ということです。冒頭の紳士も、薄毛とニオイが改善されれば、娘さんから嫌われなくなるかもしれません。みなさんも、ニキビが軽くなったら意中の女性に近づけるかもしれないし、気になるニオイがなくなったら夫婦の仲がもっと良くなるかもしれません！

本書では毛包に関わる男性の悩みを取り上げていますが、男性が一生のうちで、毛包に関わる症状に一つでもかかる割合は、どれくらいだと思いますか？

各症状にかかっている人の割合から単純計算してみたところ、なんと91・4％！

男性の9割以上が、一生の中で何らかの毛包まわりのトラブルにみまわれてしまうと考えられるのです。誰にとっても他人事ではない！

その数字を見て、私自身、毛包の大切さを再認識した次第です。

ランダム化比較試験を知れば、医者と同じ視点がもてる

本書を貫いている特徴の一つでもあり、みなさんにぜひ伝えたいことでもあるのが、医学的根拠をベースに考えることです。

そこで重要になるのが、「ランダム化比較試験」。効果を証明したい薬とニセモノの薬を研究対象者にランダム（無作為）に与えて、目的の薬の優位性を統計学的に明らかにするというものです（詳しくは、第3章7「治療効果の科学的な真実とは？」をご参照ください）。

なぜそんなにみなさんに伝えたかったかというと、これこそが治療を正しく理解するカギであり、怪しい治療に引っかからないための知識であり、コンプレックス改善の道しるべであるからです。

実は、医者の頭の中の8割はランダム化比較試験で占められているといってもいいほど、重要視しているものなんです。というのも、ほぼすべての薬や治療は、この試験の如何に関わっているから。開発された新薬はどれくらい効くのか、先行している別の薬と比べてどうなのか、自分の患者さんの治療に適したものなのか、など、とにかく医者はこの試験に注目している。もうコレに尽きるといってもいいくらい。

だから、みなさんもランダム化比較試験を理解すれば、医者と同じように、それぞれの薬や治療の効果がどんなものかを知ることができるんです。ある意味、医者と同じ視点をもつということですね。そうすれば、怪しい治療に引っかかることはないし、医者の言葉を鵜呑みにすることもなくなるでしょう。そして、信頼できる医者を選んで、自分に合った治療を受ければいい！

「コンプレックスが少しでもやわらぐように」「怪しい治療に大切なお金と時間を費やさないように」という想いを込めて書いてきた本書。その核となるランダム化比較試験を知っていただき、適切な治療を受けていただければと思っています。

そうそう、次のこともお伝えしておきます。

もしかしたら、男性読者の中には皮膚科・美容皮膚科へ行くのをためらう人もいるかもしれません。でも、皮膚科・美容皮膚科は老若男女に関係なく、肌や髪などに悩みをもつみなさんのための場所です。風邪をひいたら内科へ行くように、歯が痛くなったら歯科へ行くように、薄毛やニキビが気になったら皮膚科・美容皮膚科へ行けばいいのです。あるいは、ジムに行って体を鍛えたり、サウナに行って汗を流すのと同じように、自分の体をメンテナンスするという感覚でもいいのではないでしょうか。

コンプレックスは人に相談しづらいものですが、同じ悩みを抱えている仲間はいっぱいいます！「自分だけが特殊」と思い込まず、また「見ないふり」や「先延ばし」もやめて、少しでも早く病院・医院へ行くことをおススメします。早い段階であれば、薄毛も飲み薬だけで効果があったり、ニキビも保険の付け薬だけで改善するものですから。

そして、みなさんが毛包に関わる悩みから解放されて、いろいろなコンプレックスからも解放されて、ハッピーな人生を歩まれることを心から願っております。

【参考文献】

▼『Pathogenesis and Treatment of Acne and Rosacea』
（Christos C.Zouboulis、Andreas D.Katsambas、Albert M.Kligman／Springer社）

▼『The Difficult Hair Loss Patient』（Ralph M Trueb／Springer社）

▼『Female Alopecia』（Ralph M Trueb／Springer社）

▼Guidelines of care for the management of acne vulgaris(JAAD)

▼『ファーマナビゲーターにきび治療薬編』（林伸和、宮地良樹／メディカルレビュー社）

▼『脱毛症治療の新戦略』（古江増隆、坪井良治／中山書店）

▼男性型および女性型脱毛症診療ガイドライン２０１７版（日本皮膚科学会）

▼尋常性痤瘡治療ガイドライン２０１７（日本皮膚科学会）

▼原発性局所多汗症診療ガイドライン　２０１５改訂版（日本皮膚科学会）

▼『毛の人類史　なぜ人には毛が必要なのか』（カート・ステン／太田出版）

▼『第三の脳　皮膚から考える命、こころ、世界』（傳田光洋／朝日出版社）

▼『ハゲに悩む――劣等感の社会史』（森正人／筑摩書房）

▼『コンプレックス』（河合隼雄／岩波書店）

Profile

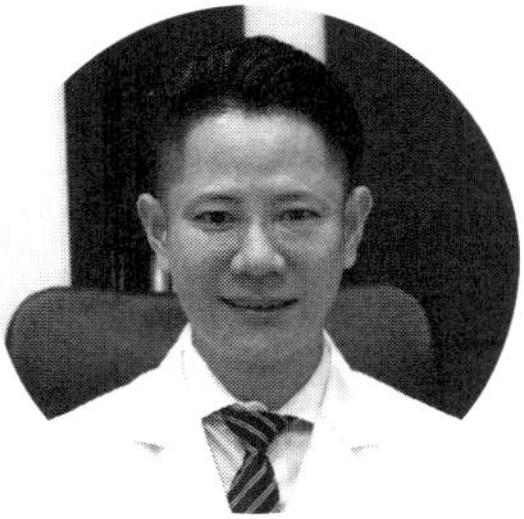

花房 火月 はなふさ ひづき

はなふさ皮膚科院長

2006年東京大学医学部医学科卒業後、がん研有明病院や東京大学医学部附属病院、NTT東日本関東病院などでの研修を経て、東京大学医学部附属病院皮膚科・皮膚光線レーザー科・助教。

2011年に三鷹はなふさ皮膚科を開設。その後、新座、国分寺、久我山、志木にも開院。2020年大宮院など開院予定。

難治性の皮膚疾患をはじめ、薄毛、シミ・シワなどの美容皮膚科分野まで取り組む。傷痕が目立たない皮膚外科手術や医学的根拠に基づく美容医療に定評あり。2015年、ジャパンタイムズ紙による「アジアの次世代リーダー100人(100Next-Era Leaders in ASIA2015-2016)」に選出される。テレビ、新聞などのメディアにも多数出演。

https://mitakahifu.com/

ぜんぶ毛包《もうほう》のせい。

薄毛・AGA　ニキビ　ヒゲ・体毛　ニオイ　汗

2019年12月20日　第1刷発行

著　者　花房火月

編集協力　高橋知子
デザイン　窪田実莉
協　力　田村知子

発行者　安在美佐緒
発行所　雷鳥社
167-0043　東京都杉並区上荻2-4-12
電話　03-5303-9766
FAX　03-5303-9567
http://www.raichosha.co.jp
info@raichosha.co.jp
郵便振替　00110-9-97086

印刷・製本　シナノ印刷株式会社

printed in japan ISBN 978-4-8441-3762-7 C0077